从零开始学中医系列

图解

针灸入门

尹爱兵 常红 ◎主编
孙金芳 ◎主审

化学工业出版社
·北京·

专为针灸入门所著，以临床有效为准则，汇集针灸疗法之精华。

全书用500余张真人针灸展示说明，除了介绍针灸基础内容，还介绍了现代生活中内科、外科、妇儿科、男科、五官科常见疾病的针灸疗法，每种疾病从基本操作到不同的辨证分型，一步一图，具有实用性强、覆盖面广的特点。更针对当下热点——美容瘦身针灸进行了单章介绍。

本书可供针灸临床与教学、中医美容、养生馆及针灸爱好者学习参考。

图书在版编目（CIP）数据

图解针灸入门 / 尹爱兵，常红主编. — 北京：化学工业出版社，2017.10（2022.7重印）

（从零开始学中医系列）

ISBN 978-7-122-30053-9

Ⅰ. ①图… Ⅱ. ①尹… ②常… Ⅲ. ①针灸疗法-图解 Ⅳ. ①R245-64

中国版本图书馆CIP数据核字（2017）第153787号

责任编辑：邱飞婵　　　　　　统　　筹：
　　　　　　　　　　　　　　摄　　影：双福 SF 文化·出品 www.shuangfu.cn
责任校对：宋　夏　　　　　　装帧设计：

出版发行：化学工业出版社（北京市东城区青年湖南街13号　　邮政编码 100011）
印　　装：北京缤索印刷有限公司
880mm×1230mm　1/64　印张 4　字数 200 千字
2022 年 7 月北京第 1 版第 9 次印刷

购书咨询：010-64518888
售后服务：010-64518899
网　　址：http://www.cip.com.cn

凡购买本书，如有缺损质量问题，本社销售中心负责调换。

定　　价：28.00元

编写说明

随着现代社会的发展，中医中药独有的优势更加受到人们的青睐，其满足了医患双方通过自然手段达到健康目的新要求，适应了医学事业发展的新需要，拓展了人类对生命科学的新认识。

如何能让读者既能科学规范地掌握中医基础，又简易轻松地学习中医理论？这是本套丛书设立并出版的目的。

本套丛书是笔者和同行们多年临证读典的精华总结，是结合了长期临床、教学实践和体会撰写的中医入门书籍，其中所涉多为中医基础理论知识，内容深入浅出、简明扼要，注重实用，通俗易懂。力求读者执本套丛书，便可入中医之门，并为进一步钻研深造打下一个牢固的基础。

"天覆地载，万物悉备，莫贵于人。"希望读者在阅读本套丛书时，认识、理解中医，再到接受中医，进而爱上中医，于切身感受中，体会"医理即天地之理"的精妙。让中医这门看似深奥的传统医学，能够通过本套丛书的指导和参考，进入寻常百姓家，让更多人因其受益。

本套丛书虽经数次勘校，依然可能存有疏漏之处，欢迎读者指正！

编者

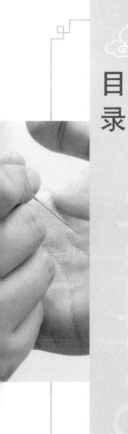

目录

第二章　针灸治疗内科疾病

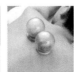
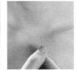

第三章　针灸治疗皮外骨伤科疾病

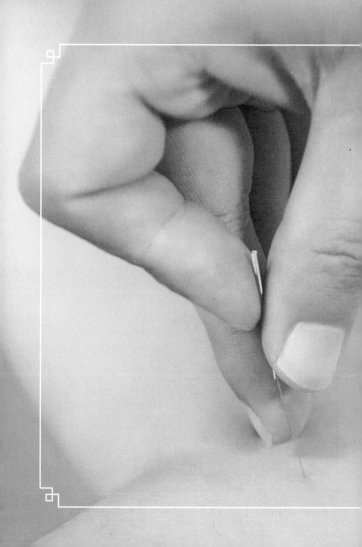

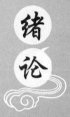

绪论

针灸学的起源和发展

关于针刺疗法起源的传说可以追溯到我国远古时代的氏族公社制度时期，如古籍记载伏羲氏"尝味百草而制九针""黄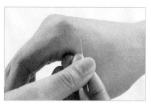帝咨访岐伯、伯高、少俞之徒……针道生焉"等，但是针刺疗法真正产生的时间应是新石器时代。当人类进入新石器时代以后，精治的石针才会出现，将之作为专门的医疗工具并进一步发展其用途才成为可能。随着人类的发展，出现了骨针、陶针、竹针等，尤其是人类发明冶金术后，针具出现了较大的发展，产生了铜针、铁针、金针、银针，直到近代改进为不锈钢针。1968年在河北满城发掘的西汉刘胜墓内，有金制、银制医用针九根，制作颇为精细，显示了我国当时金属制针的高超技艺。

灸法的起源可追溯到原始社会人类学会用火以后。人们在用火的过程中，发现身体某一部位的病痛受到火的烘烤而感到舒适或缓解，逐渐认识到了灸疗的作用，通过长期的实践，从用各种树枝施灸到战国时代应用艾灸，形成了灸法。

在针法和灸法产生以后，随着实践经验的积累和古代哲学思想及其他自然科学知识的渗透，针灸学理论体系开始形成、发展和不断完善，大致上可概括为以下几个阶段。

【 针灸学理论体系的肇始时期 】

大约在《黄帝内经》成书以前。具有代表性的医家有传说中的岐伯、伯高、少俞等和春秋时期的名医医缓、医和等。1973年在湖南长沙马王堆三号汉墓出土的医学帛书中，有两种古代经脉的文献，即《足臂十一脉灸经》和《阴阳十一脉灸经》。这是现存最早的针灸学文献。

【 针灸学理论体系的建立时期 】

主要是从战国到秦汉，以《黄帝内经》成书为标志。《黄帝内经》以阴阳、五行、脏腑、经络、气血、津液等为主要内容，其中对经络的循行和病候、腧穴、针灸方法及适应证、禁忌证等，也作了比较详细的论述，尤其是《灵枢》被称为《针经》，标志着针灸理论体系的基本形成。在这个时期，大约成书于汉代的《黄帝八十一难经》（简称《难经》）有了关于奇经八脉和原气的论述，补充了《黄帝内经》的不足；同时，还提出了八会穴，并用五行学说对五输穴的理论和应用进行了详细的解释。精于外科的名医华佗，亦对针灸颇有研究，创立了"华佗夹脊穴"。

【针灸学术发展时期】

魏晋时代的皇甫谧将《素问》《灵枢》和《明堂孔穴针灸治要》三部著作的针灸内容汇而为一，编撰成《针灸甲乙经》，共收录349个腧穴的名称、定位和刺灸法，并对各科病证的针灸治疗进行了归纳和论述，成为现存最早的针灸学专著。两晋和南北朝时期，随着针灸临床实践的不断深化，出现了许多临床医家和针灸专著。如晋代名医葛洪撰《肘后备急方》，收载针灸医方109条，其中99条为灸方，推动了灸法的临床应用。在"救卒中恶死方中"记载"令爪其病人人中，取醒"，成为应用人中穴抢救晕厥、昏迷等危候的先河。

隋唐时代，针灸学有了长足的发展，隋至唐初的孙思邈（《备急千金要方》）广泛收集了前代针灸医家的经验和个人体会，并绘制了《明堂三人图》，把人体正面、侧面及背面的十二经脉用五种颜色标出，奇经八脉用绿色标明，成为历史上最早的彩色经络腧穴图（已丢失），他还创用了"阿是穴"和"指寸法"。另外，杨上善的《黄帝内经太素》，对针灸理论进行了阐发；王焘的《外台秘要》和崔知悌的《骨蒸病灸方》收录了大量的灸治经验。

宋金元时期，相继建立了更为完善的针灸机构和教育体系。北宋的针灸学家王惟一对354个腧穴的位置及所属经脉进行了重新考订，于公元1026年撰成《铜人腧穴针灸图经》；公元1027年，他设计了两具铜人模型，外刻经络腧穴，内置脏腑，供针灸教学和考试使用；促进了针灸学向规范化和标准化方向发展。元代的滑寿对经脉的循行及其相关的腧穴进行了考订，著《十四经发挥》，首次把任、督二脉和十二经脉并称为"十四经"，为后世研究经络提供了宝贵的文献资料。

明代是针灸学发展史上较为活跃的时期，出现了许多学术流派和争鸣，创立了丰富的针刺手法，对于没有归经的穴位进行归纳而形成"奇穴"。代表性的医家和著作有陈会的《神应经》、徐凤的《针灸大全》、高武的《针灸聚英发挥》、杨继洲的《针灸大成》、吴崑的《针方六集》、汪机的《针灸问对》、张介宾的《类经图翼》、李时珍的《奇经八脉考》等。《针灸大全》对针刺手法进行了收集和评述；《针灸问对》则对针灸学术问题设立了80多条问答，是一部学术争鸣的著作。《针灸大成》可谓是继《针灸甲乙经》后，针灸学的第三次总结，是杨继洲在家传的《卫生针灸玄机秘要》的基础上，汇编历代诸家针灸学术观点、实践经验而成，是后世学习、研究针灸的重要参考文献。目前，该书有40余种版本，并被译成英、法、德、日等多种文字，在国际上产生了深远的影响。

【 针灸学术的衰退时期 】

清代以后针灸学开始走向衰退，当时医者多重药轻针。在这一阶段，针灸著作主要有吴谦等人的《医宗金鉴·刺灸心法要诀》、廖润鸿的《针灸集成》及李学川的《针灸逢源》，总体而言，创新较少。

【 发展新时期 】

新中国成立后，由于党和国家制定了发展中医的政策，全国各地相继建立了中医院校、中医医院和研究机构，针灸学被设置成为中医院校学生的必修课程。随着新时期科学技术的发展，针灸治疗病种也不断扩大，临床实践表明，针灸对内科、外科、妇科、儿科、五官科、骨伤科等300多种病症有一定的治疗效果，对其中100种左右的病症有较好或很好的疗效。不少学者对针刺手法也开展了研究。

<sub>

</sub>

针灸学在国际上的影响

大约从公元 6 世纪起，针灸陆续被传到朝鲜、日本等国家。梁武帝在公元 541 年曾派医师赴朝鲜（古称百济）诊治疾病，朝鲜在新罗王朝时（公元 693 年）就设针博士，教授针生；公元 552 年我国以《针经》赠日本钦明天皇，吴人知聪携《明堂图》《针灸甲乙经》到日本，公元 702 年日本颁布大宝律令，仿唐朝的医学教育制度，开始设针灸专业，至今日本还开设针灸学院。

针灸也被传播到东南亚和印度大陆。公元 6 世纪敦煌人宋云曾将华佗治病方术介绍给印度北部的乌场国，14 世纪针灸医师邹庚到越南为诸王侯治病。

针灸传播到欧洲开始于 17 世纪，法国成为欧洲传播针灸学术的主要国家。近年来德国、美国、英国等都兴起了针灸热，许多国家和地区已把针灸纳入医疗保险的范围。1979 年 12 月，世界卫生组织向全世界推荐 43 种病症应用针灸治疗。

目前在全世界有 160 多个国家和地区应用针灸治病。尤其在日本、朝鲜、加拿大、美国、德国等国家，还成立了中医学院或针灸学术和研究机构。

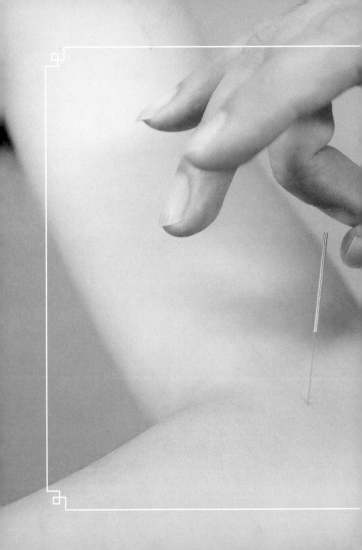

第一章

针灸、经络基础

针刺法基础

> 针灸学是一门实践性较强的课程，我们在学习时既要熟记基础知识，更应勤于实践，熟练掌握针灸操作技术。

【针的构造】

现在多选用不锈钢所制的一次性针具，分为针尖、针身、针根、针柄、针尾五个部分。

①针柄

针柄是用金属丝缠绕成螺旋状，为针根至针尾的部分，是医者持针、运针的操作部位

②针尾

针尾是针柄的末端部分，亦称针顶

③针身

针身是针尖至针柄间的主体部分，又称针体，是毫针刺入腧穴内相应深度的主要部分

④针根

针根是针身与针柄连接的部位，是观察针身刺入穴位深度和提插幅度的外部标志

⑤针尖

针尖是针身的尖端锋锐部分，亦称针芒，是刺入腧穴部位肌肤的关键部位

【针刺前的准备】

体位的选择

临床上针刺的常用体位主要有以下几种。

①仰卧位：适宜于取头、面、胸、腹部腧穴和上下肢部分腧穴。

②侧卧位：适宜取身体侧面少阳经腧穴和上、下肢部分腧穴。

③俯卧位：适宜于头、项、脊背、腰骶部腧穴和下肢背侧及上肢部分腧穴。

④仰靠坐位：适宜于取前头、面和颈前等部位的腧穴。

⑤俯伏坐位：适宜于取后头和项、背部的腧穴。

⑥侧伏坐位：适宜于取头部的一侧、面颊及耳前后部位的腧穴。

针刺时患者体位要得当，以便于针灸的施术操作和较长时间的留针而不致疲劳为原则，此外，针刺前体位的选择应注意以下几点。

◆根据腧穴的具体要求

对某些腧穴则根据腧穴的具体不同要求采取不同的体位。

◆尽可能用一种体位

根据处方所取腧穴的位置，要尽可能用一种体位针刺取穴。这对针刺时的施术操作、持久留针以及防止晕针、滞针、弯针甚至折针等都有很大影响。但是因治疗要求和某些腧穴定位的特点而必须采用两种不同体位时，应根据患者的体质、病情等具体情况灵活掌握。

◆ **根据患者情况**

对初诊、精神紧张或年老、体弱、病重的患者，有条件时，应尽量采取卧位，以防患者感到疲劳或晕针等。

定穴与选穴

腧穴的定位，简称"定穴"。根据不同的病症，选取相应的穴位。常见病症的取穴，详见本书后面的内容。定穴主要根据骨度分寸定位法，并结合其他定位方法进行，详见后文。

消毒

当前使用的毫针，多以使用一次性无菌针为主，因而，本书对针具消毒不做详述，重点说明临床常见消毒事项。

◆ **医者手指消毒**

针刺前，医者应先用肥皂水将手洗刷干净，稍干，再用75%乙醇棉球擦拭后，方可持针操作。

持针施术时，医者应尽量避免手指直接接触针身，如某些刺激需要触及针身时，必须用消毒干棉球作隔物，以确保针身无菌。

◆针刺部位消毒

在需要针刺的穴位皮肤上用 75% 乙醇棉球擦拭消毒，擦拭时应从腧穴部位的中心点向外绕圈。

穴位皮肤消毒后，切忌接触污物，注意保持洁净，防止重新污染。

◆治疗室内的消毒

治疗台上的床垫、枕巾、毛毯、垫席等物品，要按时换洗晾晒，尽量采用一人一用的消毒垫布、垫纸、枕巾。

治疗室也应定期消毒净化，保持空气流通，环境卫生洁净。

针具的选择

《灵枢·官针》曰："九针之宜，各有所为，长短大小，各有所施也。"因而，在临床应用前，要根据以下项目选择针具。

①患者情况：根据患者的性别、年龄、形体的肥瘦、体质的强弱、病情的虚实、病变部位的表里深浅和腧穴所在的部位，选择长短、

粗细适宜的针具。如男
性体壮、形肥、病变部
位较深者，可选粗且略
长的毫针。反之，若女性、
体弱、形瘦且病变部位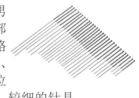
较浅者，就应选用较短、较细的针具。

②腧穴所在具体部位：一般是皮薄肉少之
处和针刺较浅的腧穴，选针宜短而针身宜细；
皮厚肉多而针刺宜深的腧穴，宜选用针身稍长、
稍粗的毫针。

③针刺入腧穴应至的深度：不同的腧穴需
刺入的深度不同，应以针刺后至所需的深度而
针身还应露在皮肤上稍许为宜。如应刺入 0.5
寸，可选用 1 寸的毫针，应刺入 1 寸时，可选
用 1.5～2 寸的毫针。

总之，选择的针应适宜，否则，既难以取
得针感和达到治疗效果，还会在针刺施术过程
中，给患者造成不必要的痛苦。

【操作手法】

刺手与押手

在进行针刺操作时，一般应双手协同操作，
紧密配合。临床上一般用右手持针操作，主要
是拇指、食指、中指夹持针柄，其状如持笔，

故右手称为"刺手"。左手爪切按压所刺部位或辅助针身，故称左手为"押手"。

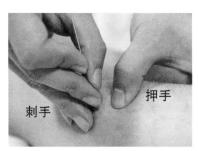

刺手　押手

　　①刺手的作用：刺手的作用是掌握针具，施行手法操作；进针时，运指力于针尖，而使针刺入皮肤，行针时便于左右捻转、上下提插和弹震刮搓以及出针时手法操作等。
　　②押手的作用：押手的作用主要是固定腧穴的位置，夹持针身协助刺手进针，使针身有所依附，保持针垂直，力达针尖，以利于进针，减少刺痛和协助调节、控制针感。

毫针进针法

　　具体的进针方法，临床常用的有以下几种，在临床上应根据腧穴所在部位的解剖特点、针刺深浅和手法要求灵活选用，以便于进针和减少患者的疼痛。

单手进针法 ——适宜于较短的毫针

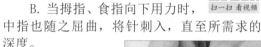

》步骤

A. 用右手拇指、食指持针，中指端紧靠穴位，指腹抵住针体中部。

B. 当拇指、食指向下用力时，中指也随之屈曲，将针刺入，直至所需求的深度。

C. 针入穴位后，中指即离开应针之穴，此时拇指、食指、中指可随意配合，施行补泻。

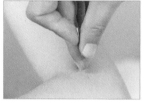

双手进针法

指切进针法（又称爪切进针法） ——适宜于较短的毫针

》步骤

A. 用左手拇指指端切按在腧穴位置的旁边，右手持针。

B. 紧靠左手指甲面将针刺入腧穴。

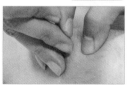

夹持进针法（又称骈指进针法）
——适宜于较长的毫针

扫一扫 看视频

>> 步骤

A. 用左手拇指、食指二指持捏消毒干棉球，夹住针身下端。

B. 将针尖固定在所刺腧穴的皮肤表面位置，右手捻动针柄，将针刺入腧穴。

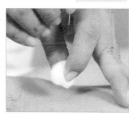

舒张进针法
——适宜于较短的毫针

扫一扫 看视频

>> 步骤

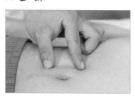 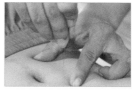

A. 用左手拇指、食指二指将针刺入腧穴部位的皮肤向两侧撑开，使皮肤绷紧。

B. 右手持针，使针从左手拇指、食指二指的中间刺入。

提捏进针法

〉〉步骤

扫一扫 看视频

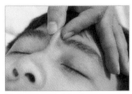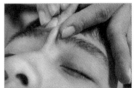

　　A. 用左手拇指、食指二指将腧穴部位的皮肤提起。

　　B. 右手持针，从捏起的上端将针刺入。

针刺的角度和深度

　　针刺的角度和深度，是指毫针刺入皮下后的具体操作要求。在针刺操作过程中，掌握正确的针刺角度、方向和深度，是增强针感、提高疗效、防止意外的关键。

针刺的角度

针刺的角度是指进针时针身与皮肤表面所形成的夹角。根据腧穴所在的位置和医者针刺时所要达到的目的，一般分为以下三种角度。

①**直刺**：是针身与皮肤表面呈 90°垂直刺入。此法适用于人体大部分腧穴。

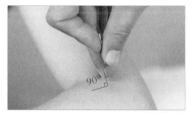

扫一扫 看视频

②**斜刺**：是针身与皮肤表面呈 45°左右倾斜刺入。此法适用于肌肉浅薄处或内有重要脏器处，或不宜直刺、深刺的腧穴。

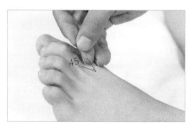

扫一扫 看视频

③平刺：即横刺、沿皮刺，是针身与皮肤表面呈 15°左右或沿皮以更小的角度刺入。此法适用于皮薄肉少部位的腧穴，如头部腧穴等。

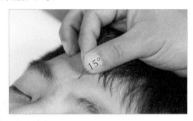

扫一扫 看视频

针刺的深度

针刺的深度是指针身刺入人体内的深浅。因患者体质、年龄、病情、部位的不同而不同。

①**年龄**：年老体弱，气血衰退；小儿娇嫩，稚阴稚阳，均不宜深刺。中青年身强体壮者，可适当深刺。

②**体质**：对形瘦体弱者，宜浅刺；形盛体强者，宜深刺。

③**病情**：阳证、新病宜浅刺；阴证、久病宜深刺。

④部位：头面、胸腹及皮薄肉少处的腧穴宜浅刺。四肢、臂、腹及肌肉丰满处的腧穴宜深刺。

⑤角度：一般来说，直刺多用深刺，斜刺、平刺多用浅刺。

注意

对天突、风府、哑门等穴以及眼区、胸背和重要脏器部位的腧穴，尤其应注意掌握好针刺角度和深度。不同季节，对针刺深浅也有影响。

行针与得气

毫针进针后，为了使患者产生针刺感应，进一步调整针感的强弱，以及使针感向某一方向扩散、传导而采取的操作方法，称为"行针"，亦称"运针"。行针手法包括基本手法和辅助手法两类。

基本手法

行针的基本手法主要有提插法和捻转法两种，临床施术时既可单独应用，又可配合应用。

①**提插法**：将针刺入腧穴一定深度后，施以上提下插的操作手法，即为提插法。其中针由浅层向下刺入深层的操作谓之插，从深层向上引退至浅层的谓之提。通常认为行针时提插的幅度大、频率快，刺激量就大；反之，提插的幅度小、频率慢，刺激量就小。

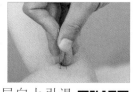

扫一扫 看视频

注意

使用提插法时指力一定要均匀一致，幅度不宜过大，一般以 3～5 分为宜；频率不宜过快，每分钟 60 次左右；要保持针身垂直，不改变针刺角度、方向和深度。

②**捻转法**：将针刺入腧穴一定深度后，使针在腧穴内进行一前一后的来回旋转捻动的手法，即为捻转法。通常认为捻转角度大，频率快，其刺激量就大；捻转角度小，频率慢，其刺激量则小。

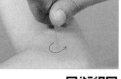

扫一扫 看视频

> **注意**
>
> 　　用捻转法时，指力要均匀，角度要适当；一般应掌握在180°左右；不能单向捻针，否则针身易被肌纤维等缠绕，引起局部疼痛和导致滞针而使出针困难。

辅助手法

　　行针的辅助手法，是行针基本手法的补充，是促使得气和加强针刺感应的操作手法。临床常用的行针辅助手法有以下几种。

　　①**循法**：针刺不得气时，可以用循法催气。医者用手指顺着经脉的循 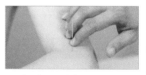 行径路，在腧穴的上下部轻柔循按。此法能推动气血，激发经气，使针后易于得气。

扫一扫 看视频

　　②**弹法**：针刺后在留针过程中，以手指轻弹针尾或针柄，使针体微微振动，以加强针感，

扫一扫 看视频

助气运行。本法有催气、行气的作用。可应用于一些不宜施行大角度捻转的腧穴。

③刮法：毫针刺入一定深度后，经气未至，拇指抵住针尾，以食指或中指由下而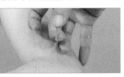上频频刮动针柄，促使得气。本法在针刺不得气时用之可激发经气，如已得气者可以加强针刺感应的传导和扩散。可应用于一些不宜施行大角度捻转的腧穴。

④摇法：毫针刺入一定深度后，手持针柄，将针轻轻摇动，以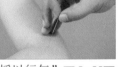行经气。《针灸问对》有"摇以行气"的记载。其法有二：一是直立针身而摇，以加强得气感应；二是卧倒针身而摇，使经气向一定方向传导。可用于较为浅表部位的腧穴。

⑤飞法：针后不得气者，用右手拇指、食指执持针柄，细细捻搓数次，然后张开两指，一搓一放，反复数次，状如飞鸟展翅，故称飞法。本法的作用在于催气、

行气，并使针刺感应增强。

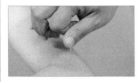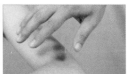

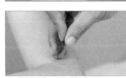

⑥震颤法：针刺入一定深度后，右手持针柄，用小幅度、快频率的提插、捻转手法，使针身轻微震颤。本法可促使针下得气，增强针刺感应。可应用于某些肌肉丰厚部位的腧穴。

扫一扫 看视频

注意

　　毫针行针手法以提插、捻转为基本操作方法，并根据临证情况，选用相应的辅助手法。通过行针基本手法和辅助手法操作，主要促使针后气至或加强针刺感应。

得气

　　得气又可称为"气至"，现代又称"针感"或针刺感应，具体指针刺过程中毫针与经气相得，也就是说毫针进针后施以一定的行针手法，使针刺腧穴部位产生针刺的感应。

留针与出针

留针法

将针刺入腧穴施术后，使针留置腧穴内称为留针。留针的目的是加强针刺的作用和便于继续行针施术。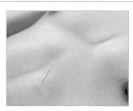

注意

①一般病症只要针下得气而施以适当的补泻手法后，即可出针或留针20～30分钟。

②在临床上留针与否或留针时间的长短，不可一概而论，应根据患者具体病情而定。

③对一些特殊病症，如急性腹痛、破伤风、角弓反张、寒性或顽固性疼痛或痉挛性病症，应适当延长留针时间，有时留针可达数小时，以便在留针过程中作间歇性行针，以增强或巩固疗效。

④若不得气时，也可静以久留，以待气至。

出针法

出针，又称起针、退针。在施行针刺手法或留针，达到预定针刺目的和治疗要求后，即可出针。出针是整个毫针刺法过程中最后一步，预示针刺结束。

扫一扫 看视频

》步骤

以左手拇指、食指两指持消毒干棉棒轻轻按压于针刺部位，右手持针做轻微的小幅度捻转，并随势将针缓慢提至皮下（不可单手用力过猛），静留片刻，然后出针。

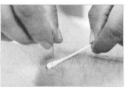

注意

①出针时，依补泻的不同要求，分别采取"疾出"或"徐出"以及"疾按针孔"或"摇大针孔"等方法出针。

②出针后，除特殊需要外，都要用消毒棉球轻压针孔片刻，以防出血或针孔疼痛。

③当针退出后，要仔细查看针孔是否出血，询问针刺部位有无不适感，检查核对针数有无遗漏，还应注意有无晕针延迟反应现象。

【补泻手法】

补泻手法一般分为单式补泻手法和复式补泻手法两种。

单式补泻手法

基本补泻

①**捻转补泻**：针下得气后，捻转角度小，用力轻，频率慢，操作时间短者为补法；反之为泻法。也有以左转时角度大，用力重者为补；右转时角度大，用力重者为泻。

②**提插补泻**：针下得气后，先浅后深，重插轻提，提插幅度小，频率慢，操作时间短者为补法；反之为泻法。

其他补泻

①**疾徐补泻**：进针时徐徐刺入，少捻转，疾速出针者为补法；反之为泻法。

②**迎随补泻**：进针时针尖随着经脉循行去的方向刺入为补法；反之为泻法。

③**呼吸补泻**：患者呼气时进针，吸气时出针为补法；反之为泻法。

④**开阖补泻**：出针后迅速揉按针孔为补法；出针时摇大针孔而不立即揉按为泻法。

⑤**平补平泻**：进针得气后均匀地提插、捻转后即可出针。

复式补泻手法

热补法（又称烧山火法）

将针刺入腧穴应刺深度的上 1/3（天部），得气后行捻转补法，再将针刺入中 1/3（人部），得气后行捻转补法，然后将针刺入下 1/3（地部），得气后行捻转补法，慢慢地将针提到上 1/3，如此反复操作 3 次，将针按至地部留针。

可配合呼吸补泻法中的补法，多用于治疗冷痹顽麻、虚寒性疾病等。

凉泻法（又称透天凉法）

将针刺入腧穴应刺深度的下 1/3（地部），得气后行捻转泻法，再将针紧提至中 1/3（人部），得气后行捻转泻法，然后将针紧提至上 1/3（天部），得气后行捻转泻法，将针缓慢地按至下 1/3。如此反复操作 3 次，将针紧提至上 1/3 即可留针。

配合呼吸补泻法中的泻法，多用于治疗热痹、急性痈肿等实热性疾病。

灸法基础

灸最初是采用一般的树枝柴草取火来烧灼、烫、熨，以消除病痛，后来才选用艾叶作为主要灸料。艾属菊科多年生草本植物，我国各地均有生长，艾叶气味芳香，辛温味苦，容易燃烧，火力温和，故为施灸佳料。

艾灸的常用"药材"是艾条，是用棉纸包裹艾绒制成的圆柱形长卷。好的艾条手感实，艾绒好且压得紧；点燃时，艾烟淡白，不浓烈，气味香，不刺鼻，烟雾一圈圈向上飘起。

【 常用灸法 】

《医学入门·针灸》中的"药之不及，针之不到，必须灸之"印证了灸法的独特疗效。灸主要是借火的热力给人体以温热性刺激，通过经络腧穴的作用，以达到防治疾病目的的一种方法。常用灸法有以下几种。

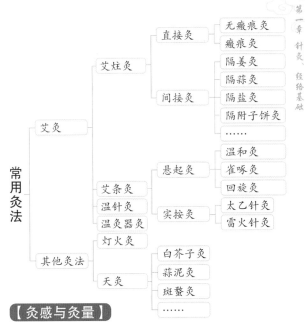

常用灸法
├─ 艾灸
│   ├─ 艾炷灸
│   │   ├─ 直接灸
│   │   │   ├─ 无瘢痕灸
│   │   │   └─ 瘢痕灸
│   │   └─ 间接灸
│   │   ├─ 隔姜灸
│   │   ├─ 隔蒜灸
│   │   ├─ 隔盐灸
│   │   ├─ 隔附子饼灸
│   │   └─ ……
│   ├─ 艾条灸
│   │   ├─ 悬起灸
│   │   │   ├─ 温和灸
│   │   │   ├─ 雀啄灸
│   │   │   └─ 回旋灸
│   │   └─ 实按灸
│   │   ├─ 太乙针灸
│   │   └─ 雷火针灸
│   ├─ 温针灸
│   └─ 温灸器灸
└─ 其他灸法
    ├─ 灯火灸
    └─ 天灸
        ├─ 白芥子灸
        ├─ 蒜泥灸
        ├─ 斑蝥灸
        └─ ……

【灸感与灸量】

灸感

　　灸感与个人体质有关，指的是施灸法后患者的主观感觉及灸处出现的客观反映。一般来说，患者接受灸法后局部会出现热感、发痒、疼痛，甚至痛至难忍；灸处可能会出现皮肤潮红，甚至充血、起疱、结痂直至出现瘢痕。有时患者会出现发热、口渴、上火、皮肤瘙痒，有的会起红疹，伴有疲倦、便秘、尿黄、出汗、牙痛、耳鸣、全身不适等现象。

灸量

需根据疾病及辨证选择相应的灸法和灸量，一般来说，施灸数量，原则上要足，火足气至适度而止。灸量不足，火候不到，就达不到治疗目的。正如《医宗金鉴·刺灸心法要诀》所说："凡灸诸病，必火足气到，始能求愈。"除了灸量充足而适度之外，还应根据患者的体质与年龄、施灸部位、所患病情等因素确定灸量。

【灸后调养注意】

◆施灸后，局部皮肤出现灼热微红，属正常现象。如若不小心灼伤皮肤，局部出现小水疱，只要注意不擦破，可任其吸收，勿挤压、抓搔。

◆艾灸完毕，全身毛孔打开，易受寒凉，所以灸完半小时内不要用冷水洗手、洗发或者洗澡。即使在夏天也不可以喝冷开水。

◆艾灸期间要喝较平常量多的温开水，以便于排毒，水温可以稍微高点，有助于排出体内毒素。

◆艾灸后，如果出现疲劳、乏力、精神不济，属正常现象。此时身体正在进行休整，可稍事休息，不可劳累。

经络基础

经络，是由经脉、络脉及其连属部分构成的，以经脉和络脉为主体。经，有路径之意。经脉贯通上下，沟通内外，是经络系统中纵行的主干。络，有网络之意。络脉是经脉别出的分支，较经脉细小。

经络相贯，遍布全身，是运行全身气血，联络脏腑、形体、官窍，沟通上下内外，感应传导信息的通路系统，是人体结构的重要组成部分。

【十二经脉】

十二经脉名称

十二经脉是指手太阴肺经、手厥阴心包经、手少阴心经、手阳明大肠经、手少阳三焦经、手太阳小肠经、足太阴脾经、足厥阴肝经、足少阴肾经、足阳明胃经、足少阳胆经、足太阳膀胱经。

循行分布于上肢的称手经，循行分布于下肢的称足经。分布于四肢内侧的（上肢是指屈侧）称为阴经，属脏。分布于四肢外侧（上肢是指伸侧）的称阳经，属腑。

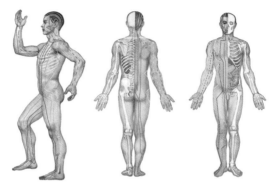

—— 足阳明胃经	—— 足太阳膀胱经	—— 足厥阴肝经
---- 手阳明大肠经	---- 手太阳小肠经	---- 手厥阴心包经
—— 足少阳胆经	—— 足少阴肾经	—— 足太阴脾经
---- 手少阳三焦经	---- 手少阴心经	---- 手太阴肺经

十二经脉的走向规律

　　手三阴经循行路线是从胸部始，经上臂内侧走向手指端；手三阳经则从手指端循上臂外侧而上行于头面部；足三阳经，则从头面部下行，经躯干和下肢而止于足趾间；足三阴经脉，从足趾间上行而止于胸腹部。"手之三阴，从胸走手；手之三阳，从手走头；足之三阳，从头走足；足之三阴，从足走腹。"这是对十二经脉走向规律的高度概括。

十二经脉表里属络关系

　　手足三阴、三阳十二经脉，通过经别和别

络相互沟通，组成"表里相合"关系，即"足太阳与少阴为表里，少阳与厥阴为表里，阳明与太阴为表里，是足之阴阳也。手太阳与少阴为表里，少阳与心包，阳明与太阴为表里，是手之阴阳也"。分别循行于四肢内外侧的相对位置，并在四肢末端交接；又分别络属于相为表里的脏腑，从而构成了脏腑阴阳表里相合关系。

十二经脉的表里关系，使一脏一腑在生理功能上互相配合，在病理上可相互影响。

【奇经八脉】

奇经八脉的名称

奇经八脉是任脉、督脉、带脉、冲脉、阴维脉、阳维脉、阴跷脉、阳跷脉的总称。奇者，异也。因其异于十二正经，故称"奇经"。它们既不直属脏腑，又无表里配合。主要是对十二经脉的气血运行起着溢蓄、调节作用。

奇经八脉的循行分布和功能

脉名	循行分布概况	功能
任 脉	腹、胸、颏下正中	总任六阴经，调节全身阴经经气，故称"阴脉之海"
督 脉	腰、背、头面正中	总督六阳经，调节全身阳经经气，故称"阳脉之海"
带 脉	起于胁下，环腰一周，状如束带	约束纵行躯干的诸条经脉

脉名	循行分布概况	功能
冲　脉	与足少阴经相并上行，环绕口唇，且与任、督、足阳明等有联系	涵蓄十二经气血，故称"十二经之海"或"血海"
阴维脉	小腿内侧，并足太阴、厥阴上行，至咽喉合于任脉	调节六阴经经气
阳维脉	足跗外侧，并足少阳经上行，至项后会合于督脉	调节六阳经经气
阴跷脉	足跟内侧，伴足少阴等经上行，至目内眦与阳跷脉会合	调节肢体运动，司眼睑开合
阳跷脉	足跟外侧，伴足太阳等经上行，至目内眦与阴跷脉会合	

【络脉】

络脉有别络、孙络、浮络之分。

十五别络

别络有本经别走邻经之意，共有十五支，包括十二经脉在四肢各分出的络脉，躯干部的任脉络、督脉络及脾之大络。十五别络的功能是加强表里阴阳两经的联系与调节作用。

孙络

孙络是络脉中最细小的分支。

浮络

浮络是浮行于浅表部位而常浮现的络脉。

【经别、经筋、皮部】

经别

经别即别行的正经。十二经别是从十二经脉别行分出，深入躯体深部，循行于胸腹及头部的重要支脉。

经别的循行

即"离、入、出、合"。

离：十二经别多从四肢肘膝关节以上的正经别出。

入：经过躯干深入体腔与相关的脏腑联系。

出：再浅出于体表上行头项部。

合：在头项部，阳经经别合于本经的经脉，阴经经别合于其相表里的阳经经脉。

生理功能

由于十二经别有离、入、出、合于表里之间的特点，不仅加强了十二经脉的内外联系，更加强了经脉所属络的脏腑在体腔深部的联系，补充了十二经脉在体内外循行的不足。由于十二经别通过表里相合的"六合"作用，使得十二经脉中的阴经与头部发生了联系，从而扩大了手足三阴经穴位的主治范围。如手足三阴经穴位之所以能主治头面和五官疾病，与阴经经别合于阳经而上头面的循行是分不开的。此外，由于十二经别加强了十二经脉与头面部的联系，故而突出了头面部经脉和穴位的重要性及其主治作用。

经筋

为十二经筋的简称，是十二经之经气结聚于筋肉关节的体系，是附属于十二经脉的筋膜系统，是经脉经气在人体四肢百骸、骨骼筋肉之间运行的另一径路。因其运行于体表筋肉，故称经筋。

经筋的循行

十二经筋的分布与十二经脉的体表通路基本一致。但是十二经脉有顺逆之不同，而经筋走向皆起于四肢末端，在踝、腘、膝、臀、腕、肘、腋、髀、颈等关节或骨骼处结聚，终结于头面等处，沿行于体表，不入内脏，而与他经相结。

生理功能

经筋具有约束骨骼、屈伸关节、维持人体正常运动功能的作用。经筋为病，多为转筋、筋痛、痹证等，针灸治疗多局部取穴而泻之，如《灵枢·经筋》载"治在燔针劫刺，以知为数，以痛为输。"

皮部

为十二皮部的简称，是十二经脉功能活动反映于体表的部位，即全身体表皮肤按十二经脉分布划分的十二个部位。

皮部的循行

十二皮部的分布区域，是以十二经脉体表的分布范围为依据。

生理功能

十二皮部属于人体的最外层，又与经络气血相通，为机体卫外的屏障，具有保卫机体、抗御外邪和反映病理变化的作用。通过经络的联络作用，将人体构成一个有机整体。

【腧穴定位法】

腧穴是人体脏腑经络气血输注于体表的特定部位。腧是转输、输注的意思；穴是孔隙、聚集的意思。

常用腧穴定位方法分四种。

①骨度分寸定位法；

②体表标志定位法；

③手指同身寸定位法；

④简便定位法。

四者在应用时互相结合，即以体表解剖标志为主，折量各部位的距离，并用手指来比量，从而确定经穴位置。分述如下。

骨度分寸定位法

骨度分寸定位法是指以体表骨节为主要标志，将骨节两端之间的长度折量为一定的分寸，用以确定腧穴位置的方法。

常用骨度折量寸表

部位	起止点	折量寸	度量法	说明
头面部	前发际正中至后发际正中	12	直寸	用于确定头部腧穴的纵向距离
	眉间（印堂）至前发际正中	3	直寸	用于确定前或后发际及其头部腧穴的纵向距离
	第7颈椎棘突下（大椎）至后发际正中	3	直寸	
	眉间（印堂）至后发际正中第7颈椎棘突下（大椎）	18	直寸	
	前两额发角（头维）之间	9	横寸	用于确定头前部腧穴的横向距离
	耳后两乳突（完骨）之间	9	横寸	用于确定头后部腧穴的横向距离
胸腹胁部	胸骨上窝（天突）至胸剑联合中点（歧骨）	9	直寸	用于确定胸部任脉穴的纵向距离
	胸剑联合中点（歧骨）至脐中	8	直寸	用于确定上腹部腧穴的纵向距离

部位	起止点	折量寸	度量法	说明
胸腹胁部	脐中至耻骨联合上缘（曲骨）	5	直寸	用于确定下腹部腧穴的纵向距离
	两乳头之间	8	横寸	用于确定胸腹部腧穴的横向距离
	腋窝顶点至第11肋游离端（章门）	12	直寸	用于确定胁肋部腧穴的纵向距离
背腰部	肩胛骨内缘（近脊柱侧点）至后正中线	3	横寸	用于确定背腰部腧穴的横向距离
上肢部	腋前、后纹头至肘横纹（平肘尖）	9	直寸	用于确定上臂部腧穴的纵向距离
	肘横纹（平肘尖）至腕掌（背）侧横纹	12	直寸	用于确定前臂部腧穴的纵向距离
下肢部	耻骨联合上缘至股骨内上髁上缘	18	直寸	用于确定下肢内侧足三阴腧穴的纵向距离
	胫骨内侧髁下方至内踝尖	13	直寸	
	股骨大转子至腘横纹	19	直寸	用于确定下肢外后侧足三阳经穴的纵向距离（臀沟至腘横纹相当于14寸）
	腘横纹至外踝尖	16	直寸	用于确定下肢外后侧足三阳经穴的纵向距离

体表标志定位法

体表标志定位法有固定标志和活动标志两种，是取穴时最常用、最方便、最准确的方法。

固定标志

固定标志是以人体表面固定不移、又有明显特征的部位，如五官、指（趾）甲、乳头、脐等作为取穴的标志。如两眉之间定印堂，鼻尖定素髎，脐中定神阙，两乳头连线中点定膻中等。

活动标志

活动标志是依据人体某局部活动后出现的隆起、凹陷、孔隙、皱纹等作为取穴标志的方法。如屈肘纹头取曲池，张口取听宫、听会，闭口取下关等。

疼痛标志

针灸最简单的方法是在病痛或不舒服的位置直接进行治疗。凡是局部出现疼痛、肿胀、僵硬、条索状突起等异常，说明这里存在经络不通、气血不荣的状况，中医将其称之为"阿是穴"，可以在这些部位直接进行治疗。

手指同身寸定位法

手指同身寸定位法指依据患者本人手指所

规定的分寸以量取腧穴的方法，包括中指同身寸、拇指同身寸和横指同身寸（一夫法）。

中指同身寸

以患者中指中节屈曲时内侧两端纹头（拇指、中指屈曲成环形）之间的距离作为 1 寸，可用于四肢部直寸取穴和背部的横寸取穴。

拇指同身寸

以患者拇指指间关节的横度作为 1 寸。适用于四肢部直寸取穴。

横指同身寸（一夫法）

患者四指并拢，以中指中节横纹为准，其四指的宽度为 3 寸。

简便定位法

简便定位法是临床上常用的一种简便易行的腧穴定位方法，又称"经验取穴法"。例如立正姿势，手臂自然下垂，其中指端在下肢所触及处为风市；两手虎口自然平直交叉，一手食指压在另一手腕后高骨的上方，其食指尽端到达处取列缺等。

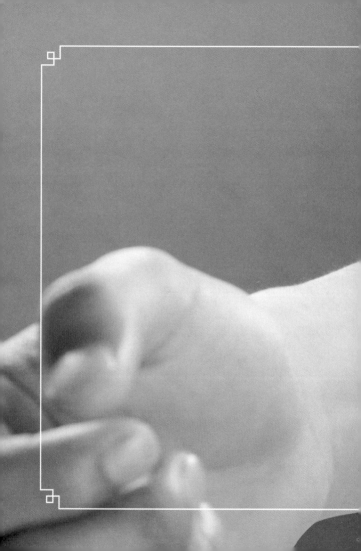

第二章

针灸治疗内科疾病

感冒

【概述】

感冒是感受触冒风邪或时行病毒，引起肺卫功能失调，出现鼻塞、流涕、喷嚏、头痛、恶寒、发热、全身不适等主要临床表现的一种外感疾病。感冒又有伤风、冒风、冒寒、重伤风等名称。

功效　祛风解表。

【步骤】

扫一扫 看视频

针中

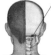

风池

在项部，当枕骨之下，与风府相平，胸锁乳突肌与斜方肌上端之间的凹陷处，左右各1穴。

列缺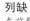

在前臂桡侧缘，桡骨茎突上方，腕横纹上1.5寸，当肱桡肌与拇长展肌腱之间，左右各1穴。

太阳

在头部，当眉梢与目外眦之间，向后约一横指的凹陷处，左右各1穴。

合谷

在手背，第1、第2掌骨间，当第2掌骨桡侧的中点处，左右各1穴。

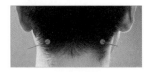

1. 针刺双侧风池，用重刺激手法，泻法，留针3～5分钟。

46

2. 针刺太阳，用重刺激手法，泻法，留针3～5分钟。

3. 针刺双侧列缺、合谷，泻法，留针3～5分钟。

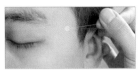 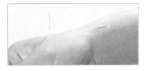

—— 针后 ——

可在背部两侧膀胱经行刮痧治疗。

【针灸注意】

①针刺风池时，由于其深部为延髓，必须严格掌握针刺的角度与深度。

②观察患者针灸后的反应，手法过重会导致晕针、滞针等的发生，注意及时处理。

【辨证加减】

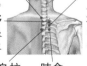

大椎

在颈部，后正中线上，第7颈椎棘突下凹陷中。

大杼

在背部，当第1胸椎棘突下，旁开1.5寸，左右各1穴。

身柱

在背部，后正中线上，第3胸椎棘突下凹陷中，约与两侧肩胛冈高点相平。

风门

在背部，当第2胸椎棘突下，旁开1.5寸，左右各1穴。

肺俞

在背部，当第3胸椎棘突下，旁开1.5寸，左右各1穴。

曲池
在肘横纹外侧端，屈肘，当尺泽与肱骨外上髁连线中点，左右各1穴。

尺泽
在肘部横纹上，肱二头肌腱的桡侧缘凹陷中，左右各1穴。

鱼际
在手上，拇指下方，第1掌骨中点桡侧，赤白肉际处，左右各1穴。

少商
在手拇指末节桡侧，距指甲角0.1寸，左右各1穴。

阴陵泉
在小腿内侧，胫骨内侧髁下方凹陷处，左右各1穴。

足三里
在小腿前外侧，犊鼻下3寸，胫骨前缘外一横指处（中指），左右各1穴。

迎香
在面部，鼻翼外缘中点旁开约0.5寸，鼻唇沟中，左右各1穴。

委中
在腘横纹中点，当股二头肌腱与半腱肌肌腱的中间，左右各1穴。

关元
在下腹部，前正中线上，脐下3寸。

风寒感冒

1. 加针刺风门、肺俞。

2. 大椎行灸法，直至全身微微汗出或者穴位局部皮肤发红。

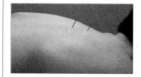

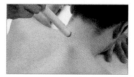

3. 选大椎拔火罐，拔罐后留罐15分钟起罐，或用闪罐法。

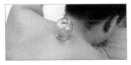

4. 选身柱拔火罐，拔罐后留罐15分钟起罐，或用闪罐法。

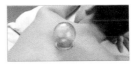

5. 选大杼拔火罐，拔罐后留罐15分钟起罐，或用闪罐法。

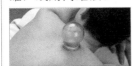

6. 选肺俞拔火罐，拔罐后留罐15分钟起罐，或用闪罐法。

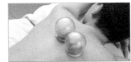

风热感冒

1. 加针刺曲池、尺泽。

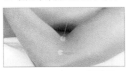

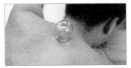

2. 加针刺鱼际。

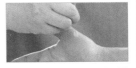

3. 大椎行刺络，拔罐放血，留罐10分钟。

注意

　　体虚者用平补平泻法。

体虚感冒

1. 加针刺足三里。

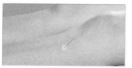

2. 加针刺关元，实施补法。

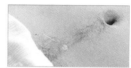

夹湿

加针刺阴陵泉。

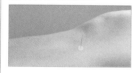

夹暑

加针刺委中，放血。

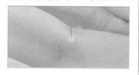

咽喉疼痛

加针刺少商，放血。

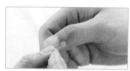

鼻塞

加针刺迎香。

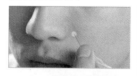

全身酸楚

加针刺身柱。

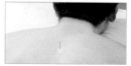

咳嗽

【概述】

咳嗽是肺系疾病的主要症状。"咳"指有声无痰，"嗽"指有痰无声，临床一般声、痰并见，故并称咳嗽。传统医学根据发病原因，将咳嗽分为外感咳嗽和内伤咳嗽两大类。外感咳嗽是由外邪侵袭引起，内伤咳嗽则为脏腑功能失调所致。现代医学认为，咳嗽多见于上呼吸道感染、急慢性支气管炎、支气管扩张、肺炎、肺结核等。

功效　宣肺止咳，理气化痰。

【步骤】

外感咳嗽

合谷

在手背，第1、第2掌骨间，当第2掌骨桡侧的中点处，左右各1穴。

外感咳嗽，针刺列缺、合谷，用泻法。

列缺

在前臂桡侧缘，桡骨茎突上方，腕横纹上1.5寸，当肱桡肌与拇长展肌腱之间，左右各1穴。

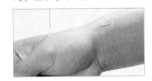

内伤咳嗽

肺俞

在背部，当第3胸椎棘突下，旁开1.5寸，左右各1穴。

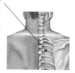

三阴交

在小腿内侧，内踝尖直上3寸，胫骨内侧面后缘，左右各1穴。

太渊

在掌后腕横纹桡侧，桡动脉的桡侧凹陷中，左右各1穴。

1. 内伤咳嗽，针刺肺俞。 2. 针刺太渊。

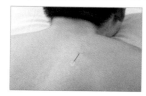
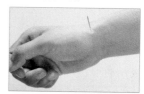

3. 针刺三阴交，用平补平泻法，也可加用灸法。

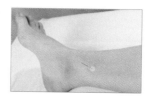

【针灸注意】

　　针刺背部穴位，如果刺入太深，会伤及肺组织，注意刺入角度及深度。

【辨证加减】

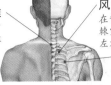

大椎

在颈部，后正中线上，第7颈椎棘突下凹陷中。

风门

在背部，当第2胸椎棘突下，旁开1.5寸，左右各1穴。

膏肓

在背部，第4胸椎棘突下，旁开3寸，左右各1穴。

丰隆

在小腿外侧，外踝尖上8寸，条口外1寸，胫骨前缘外两横指处，左右各1穴。

孔最

在前臂掌面桡侧，尺泽与太渊连线上，腕横纹上7寸，左右各1穴。

阴陵泉

在小腿内侧，胫骨内侧髁下方凹陷处，左右各1穴。

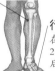

行间

在足背，当第1、2趾间趾蹼缘的后方赤白肉际处，左右各1穴。

少商

在手拇指末节桡侧，距指甲角0.1寸，左右各1穴。

风寒

1. 加针刺风门，留针20分钟。

2. 针刺风门后艾灸，直至穴位局部皮肤发红。

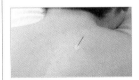

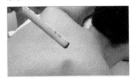

风热

1. 加针刺大椎，可
疾刺不留针，用泻法。

2. 针后在背部腧穴
拔火罐，后留罐。

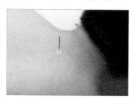

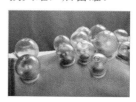

注意

　　留罐时间不宜过长，一般以 10 ～ 15 分
钟为宜，罐大而吸拔力强时，可适当缩短留
罐的时间，以免起疱。拔罐部位的皮肤充血、
瘀血时，将罐取下。

痰湿侵肺

1. 加针刺丰隆。

2. 加针刺阴陵泉。

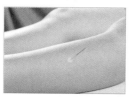

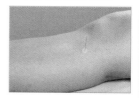

肝火灼肺

加针刺行间。

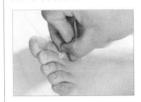

肺阴亏虚

加针刺膏肓。

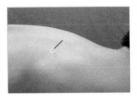

咯血

加针刺孔最。

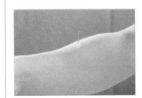

咽喉痛

加针刺少商，放血。

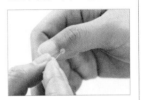

【医师提示】

　　①咳嗽见于多种呼吸系统疾病，临证必须明确诊断，必要时配合药物治疗。

　　②针灸对本病的发作期或初发期疗效较好。

　　③治疗期间和平时都应注意保暖、避风寒。

　　④日常应戒烟、戒酒。

哮喘

【概述】

哮喘是一种常见的反复发作性疾患。临床以呼吸急促、喉间哮鸣，甚至张口抬肩、不能平卧为主要表现。哮与喘同样会有呼吸急促的表现，但症状表现略有不同，"哮"是呼吸急促，喉间有哮鸣音；"喘"是呼吸困难。临床所见哮必兼喘，喘未必兼哮。两者每同时产生，其病因病机也大致相同，故合并叙述。本病一年四季均可发病，尤以寒冷季节和气候急剧变化时发病较多，男女老幼皆可罹患。

功效　祛邪肃肺，补益肺肾，止哮化痰平喘。

【步骤】

针中

≫实证

列缺

在前臂桡侧缘，桡骨茎突上方，腕横纹上1.5寸，当肱桡肌与拇长展肌腱之间，左右各1穴。

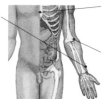

膻中

在胸部，前正中线上，平第4肋间隙。

尺泽

在肘部横纹上，肱二头肌腱的桡侧缘凹陷中，左右各1穴。

1. 针刺列缺，用泻法，留针 25 分钟。

2. 针刺尺泽，用泻法，留针 25 分钟。

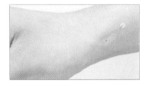

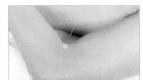

3. 针刺膻中，用泻法，留针 25 分钟。

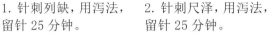

注意

　　留针期间需要间断行针，重手法。

》虚证

太渊

在掌后腕横纹桡侧，桡动脉的桡侧凹陷中，左右各 1 穴。

足三里

在小腿前外侧，犊鼻下 3 寸，胫骨前缘外一横指处（中指），左右各 1 穴。

定喘

在背部，当第 7 颈椎棘突下，旁开 0.5 寸。

膏肓

在背部，第 4 胸椎棘突下，旁开 3 寸，左右各 1 穴。

肺俞

在背部，当第 3 胸椎棘突下，旁开 1.5 寸，左右各 1 穴。

肾俞

在腰部，当第 2 腰椎棘突下，旁开 1.5 寸，左右各 1 穴。

太溪

在足部，内踝尖与跟腱之间的凹陷处，左右各 1 穴。

1. 针刺太渊，用补法，留针 30 分钟。

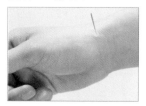

2. 针刺肺俞、膏肓，用补法，留针 30 分钟。

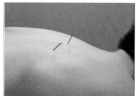

3. 针刺肾俞，用补法，留针 30 分钟。

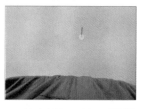

4. 针刺太溪，用补法，留针 30 分钟。

5. 针刺足三里，用补法，留针 30 分钟。

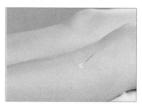

6. 针刺定喘，用补法，留针 30 分钟。

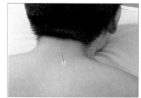

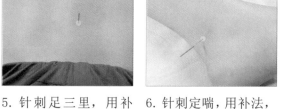
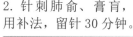

>>配穴

丰隆

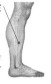

在小腿外侧，外踝尖上8寸，条口外1寸，胫骨前缘外两横指处，左右各1穴。

针刺丰隆。

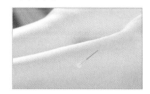

注意

丰隆为祛痰要穴，痰饮内伏是本病的基本病机，有痰时，可以加入此穴配合。

--- 针后 ---

足三里

在小腿前外侧，犊鼻下3寸，胫骨前缘外一横指处（中指），左右各1穴。

气海

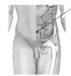

在下腹部，前正中线上，脐下1.5寸。

1. 可按摩灸疗足三里。

2. 灸疗气海，可起到一定的预防作用。

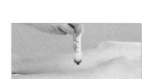

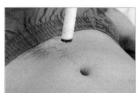

【针灸注意】

①对身体瘦弱、气虚血亏的患者，进行针刺时手法不宜过强，并应尽量选用卧位。如果患者不能平卧，可采取坐位。

②对胸、胁、腰、背等深处有脏腑所居的腧穴，不宜直刺、深刺。胸部、背部穴位直刺过深，空气进入胸腔，有伤及肺脏的可能。

③对于体虚患者，要观察病情，有突发情况及时处理或转科。

【辨证加减】

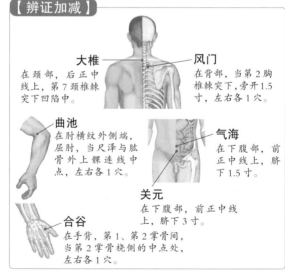

大椎
在颈部，后正中线上，第7颈椎棘突下凹陷中。

风门
在背部，当第2胸椎棘突下，旁开1.5寸，左右各1穴。

曲池
在肘横纹外侧端，屈肘，当尺泽与肱骨外上髁连线中点，左右各1穴。

气海
在下腹部，前正中线上，脐下1.5寸。

关元
在下腹部，前正中线上，脐下3寸。

合谷
在手背，第1、第2掌骨间，当第2掌骨桡侧的中点处，左右各1穴。

风寒

1. 加针刺风门。

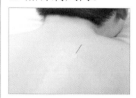

2. 针刺合谷。

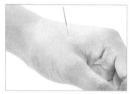

风热

1. 加针刺大椎。

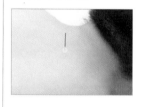

2. 加针刺曲池。

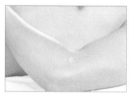

肺气虚

加针刺气海。

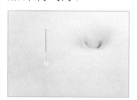

肾气虚

加针刺关元。

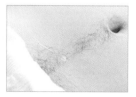

面痛

【概述】

　　面痛是以眼、面颊部出现放射性、烧灼样抽掣疼痛为主症的疾病，又称"面风痛""面颊痛"，相当于现代医学的三叉神经痛，是临床上最典型的神经痛。以右侧面部为主（占 60% 左右），多发于 40 岁以上，女性多见。传统医学认为，面部主要归手、足三阳经所主，尤其是内外因素使面部手、足阳明及手、足太阳经脉的气血阻滞，不通则痛，导致本病。

功效　　疏通经络，祛风止痛。

【步骤】

四白

在面部，目正视，瞳孔直下，当眶下孔凹陷处，左右各 1 穴。

地仓

在面部，口角旁开 0.4 寸处，上直对瞳孔，左右各 1 穴。

颊车

在面部，下颌角前上方约一横指，按之凹陷处，左右各 1 穴。

攒竹

在面部，当眉头陷中，眶上切迹处，左右各 1 穴。

颧髎

在面部，目外眦直下，颧骨下缘凹陷处，左右各 1 穴。

下关

在耳屏前，下颌骨髁状突前方，当颧弓与下颌切迹所形成的凹陷中，左右各 1 穴。

合谷

在手背，第1、第2掌骨间，当第2掌骨桡侧的中点处，左右各1穴。

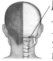

风池

在项部，当枕骨之下，与风府相平，胸锁乳突肌与斜方肌上端之间的凹陷处，左右各1穴。

1. 针刺合谷，用泻法。

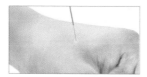

2. 针刺攒竹，用泻法。

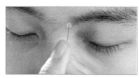

3. 针刺四白，用泻法。

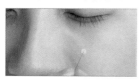

4. 针刺下关，用泻法。

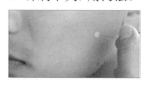

5. 针刺地仓，用泻法。

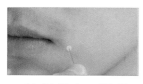

6. 针刺风池，用泻法。

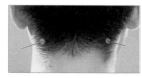

7. 针刺颊车，隔日1次（可以用三棱针点刺放血）。

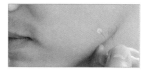

8. 针刺颧髎，隔日1次（可以用三棱针点刺放血）。

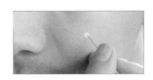

【针灸注意】

①针刺风池注意角度和深度，往对侧鼻尖方向斜刺 0.5 ～ 1.2 寸，不可过深。

②针刺治疗时局部穴宜轻刺而久留针，远端穴位可用重刺激手法，尤其在发作时，宜用远端穴位行强刺激手法。

【辨证加减】

丝竹空
在面部，眉梢的凹陷处，左右各1穴。

承浆
在面部，颏唇沟的正中凹陷处。

阳白
目正视，瞳孔直上，眉上1寸，左右各1穴。

迎香
在面部，鼻翼外缘中点旁开约 0.5 寸，鼻唇沟中，左右各1穴。

外关
在前臂背侧，当阳池与肘尖的连线上，腕背横纹上2寸，尺骨与桡骨之间，左右各1穴。

翳风
在耳垂后方，乳突下端前方凹陷中，左右各1穴。

颊车
在面部，下颌角前上方约一横指，按之凹陷处，左右各1穴。

尺泽
在肘部横纹上，肱二头肌腱的桡侧缘凹陷中，左右各1穴。

列缺
在前臂桡侧缘，桡骨茎突上方，腕横纹上1.5寸，当肱桡肌与拇长展肌腱之间，左右各1穴。

曲池
在肘横纹外侧端，屈肘，当尺泽与肱骨外上髁连线中点，左右各1穴。

三阴交
在小腿内侧，内踝尖直上3寸，胫骨内侧面后缘，左右各1穴。

太冲
在足背，第1、2跖骨结合部之前方凹陷中，左右各1穴。

内庭
在足背，第2、3趾间缝纹端，左右各1穴。

眼部痛

1. 加针刺丝竹空。

2. 加针刺阳白。

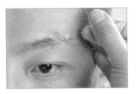

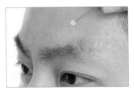

3. 加针刺外关。

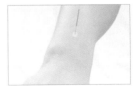

上颌部痛

加针刺迎香。

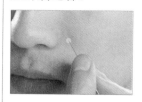

2. 加针刺颊车。

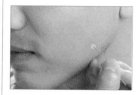

4. 加针刺内庭。

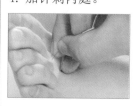

下颌部痛

1. 加针刺承浆。

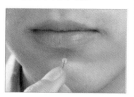

3. 加针刺翳风。

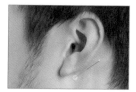

风寒证

加针刺列缺。

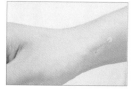

风热证

加针刺曲池、尺泽。

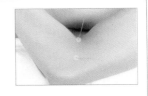

气血瘀滞

1. 加针刺太冲。

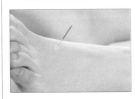

2. 加针刺三阴交。

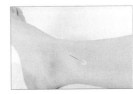

【 医师提示 】

　　三叉神经痛是一种顽固难治性疾病，针刺治疗有一定的止痛效果，对继发性三叉神经痛要查明原因，采取适当措施。

中风（脑卒中）

【概述】

　　中风(脑卒中)是以突然晕倒，不省人事，伴口角㖞斜、语言不利、半身不遂，或不经昏仆仅以口㖞、半身不遂为临床主症的疾病。因发病急，病情变化迅速，与风善变的特点相似，故名中风、卒中。近年来本病发病率和死亡率较高，常留有后遗症，中风后，常见中经络和中脏腑两种类型。

功效　醒脑开窍，滋补肝肾，疏通经络，启闭固脱。

【步骤】

中经络

尺泽
在肘部横纹上，肱二头肌腱的桡侧缘凹陷中，左右各1穴。

内关
在前臂掌侧，当曲泽与大陵的连线上，腕横纹上2寸，掌长肌腱与桡侧腕屈肌腱之间，左右各1穴。

委中
在腘横纹中点，当股二头肌腱与半腱肌肌腱的中间，左右各1穴。

水沟
在面部，人中沟的上1/3与下2/3交界处。

三阴交
在小腿内侧，内踝尖直上3寸，胫骨内侧面后缘，左右各1穴。

1. 针刺内关，用泻法。

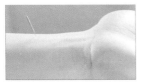

2. 针刺水沟，以眼球湿润为佳。

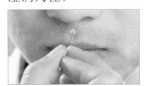

3. 针刺三阴交，用补法。

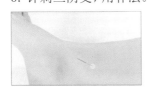

注意

　　要使针尖刺到三阴交，针沿胫骨内侧缘与皮肤呈45°。

4. 直刺尺泽，使肢体有抽动感。

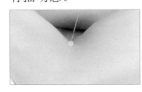

5. 直刺委中，使肢体有抽动感。

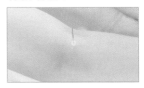

中脏腑

内关

在前臂掌侧，当曲泽与大陵的连线上，腕横纹上2寸，掌长肌腱与桡侧腕屈肌腱之间，左右各1穴。

水沟

在面部，人中沟的上1/3与下2/3交界处。

太冲

在足背，第 1、2 跖骨结合部之前方凹陷中，左右各 1 穴。

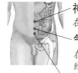

神阙

在腹部，脐中央。

气海

在下腹部，前正中线上，脐下 1.5 寸。

合谷

在手背，第 1、第 2 掌骨间，当第 2 掌骨桡侧的中点处，左右各 1 穴。

关元

在下腹部，前正中线上，脐下 3 寸。

1. 针刺内关，用泻法。

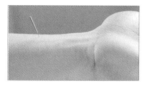

2. 用雀啄法针刺水沟，以眼球湿润为佳。

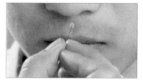

3. 针刺太冲，用泻法，强刺激。

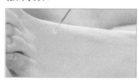

4. 针刺合谷，用泻法，强刺激。

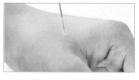

5. 艾灸关元。

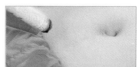

6. 艾灸气海。

7. 隔盐艾灸神阙，直至四肢转温。

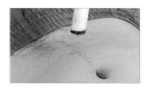
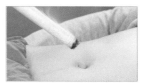

【针灸注意】

艾灸时注意避免烫伤。

【辨证加减】

太冲

在足背，第1、2跖骨结合部之前方凹陷中，左右各1穴。

内庭

在足背，第2、3趾间缝纹端，左右各1穴。

阳陵泉

在小腿外侧，腓骨小头前下方凹陷中，左右各1穴。

丰隆

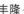

在小腿外侧，外踝尖上8寸，条口外1寸，胫骨前缘外两横指处，左右各1穴。

太溪

在足部，内踝尖与跟腱之间的凹陷处，左右各1穴。

丘墟

在外踝前下方，趾长伸肌腱的外侧凹陷中，左右各1穴。

照海

在内踝尖下1寸，内踝下缘边际凹陷中，左右各1穴。

地仓

在面部，口角旁开0.4寸处，上直对瞳孔，左右各1穴。

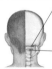

风池
在项部，当枕骨之下，与风府相平，胸锁乳突肌与斜方肌上端之间的凹陷处，左右各1穴。

天柱
后发际正中直上0.5寸，旁开1.3寸，当斜方肌外缘凹陷中，左右各1穴。

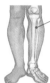

足三里
在小腿前外侧，犊鼻下3寸，胫骨前缘外一横指处（中指），左右各1穴。

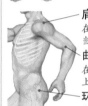

肩髃
在肩部，三角肌上，臂外展或向前平伸时，当肩峰前下方凹陷处，左右各1穴。

曲池
在肘横纹外侧端，屈肘，当尺泽与肱骨外上髁连线中点，左右各1穴。

环跳
在臀部，当股骨大转子高点与骶管裂孔连线的外1/3与内2/3交界处，左右各1穴。

风市
在大腿外侧正中，腘横纹上7寸，左右各1穴。

支沟
在前臂背侧，当阳池与腕背横纹的连线上，腕背横纹上3寸，左右各1穴。

颊车
在面部，下颌角前上方约一横指，按之凹陷处，左右各1穴。

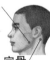

完骨
在耳后，乳突后下方凹陷处，左右各1穴。

合谷
在手背，第1、第2掌骨间，当第2掌骨桡侧的中点处，左右各1穴。

气海

在下腹部，前正中线上，脐下 1.5 寸。

关元

在下腹部，前正中线上，脐下 3 寸。

中极

在下腹部，前正中线上，脐下 4 寸。

水道

在下腹部，脐中下 3 寸，前正中线旁开2寸，左右各1穴。

归来

脐下 4 寸，前正中线旁开 2 寸，左右各 1 穴。

手三里

在前臂背面桡侧，当阳溪与曲池连线上，肘横纹下 2 寸，左右各 1 穴。

中经络

肝阳暴亢

加针刺太冲、太溪。

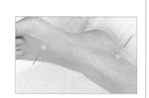

风痰阻络

1. 加针刺丰隆。

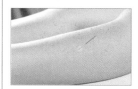

2. 加针刺合谷。

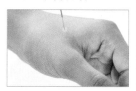

痰热腑实

1. 加针刺曲池。

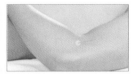

2. 加针刺内庭。

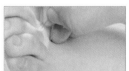

3. 加针刺丰隆。

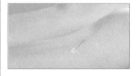

气虚血瘀

1. 加针刺足三里。

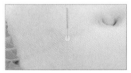

2. 加针刺气海。

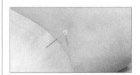

阴虚风动

1. 加针刺太溪。

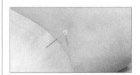

2. 加针刺风池。

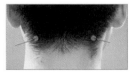

口角㖞斜

1. 加针刺颊车。

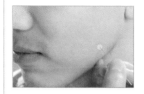

2. 加针刺地仓。

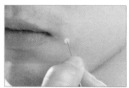

上肢不遂

1. 加针刺肩髃。

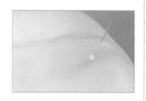

2. 加针刺手三里。

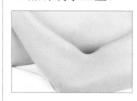

3. 加针刺合谷。

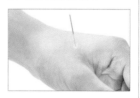

下肢不遂

1. 加针刺环跳。

2. 加针刺阳陵泉、风市。

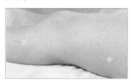

3. 加针刺足三里。

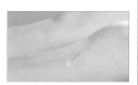

头晕

加针刺风池、完骨、天柱。

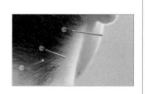

足内翻

加针刺丘墟透照海。

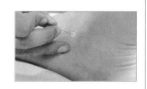

便秘

1. 加针刺水道、归来。

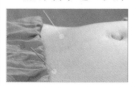

2. 加针刺丰隆。

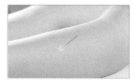

复视

3. 加针刺支沟。

加针刺风池、天柱。

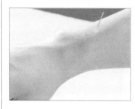

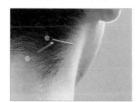

尿失禁、尿潴留

1. 加针刺中极。

2. 加针刺关元。

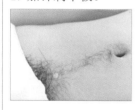

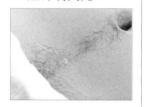

中脏腑

闭证

1. 加针刺太冲。
2. 加针刺合谷。

脱证

1. 加针刺关元。
2. 加针刺气海。

面瘫

【概述】

　　面瘫是以口、眼向一侧歪斜为主要表现的病证，又称为口眼㖞斜。本病以一侧面部发病多见、急速，可发生于任何年龄且无明显季节性。手、足阳经均上头面部，当病邪阻滞面部经络，尤其是手太阳和足阳明经筋功能失调时，可导致面瘫的发生。

功效　　祛风通络，疏调经筋。

【步骤】

鱼腰

在额部，瞳孔直上，眉毛中，左右各1穴。

四白

在面部，目正视，瞳孔直下，当眶下孔凹陷处，左右各1穴。

阳白

目正视，瞳孔直上，眉上1寸，左右各1穴。

攒竹

在面部，当眉头陷中，眶上切迹处，左右各1穴。

地仓

在面部，口角旁开0.4寸处，上直对瞳孔，左右各1穴。

颧髎

在面部，目外眦直下，颧骨下缘凹陷处，左右各1穴。

合谷

在手背，第1、第2掌骨间，当第2掌骨桡侧的中点处，左右各1穴。

颊车

在面部，下颌角前上方约一横指，按之凹陷处，左右各1穴。

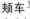

昆仑

在足部外踝后方，当外踝尖与跟腱之间的凹陷处，左右各1穴。

1. 针刺面部攒竹。

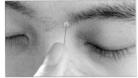

2. 针刺鱼腰。

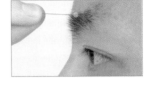

3. 针刺阳白。

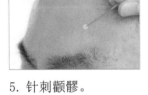

4. 针刺四白。

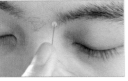

5. 针刺颧髎。

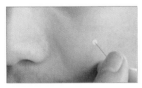

6. 针刺颊车。

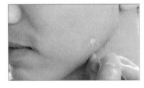

7. 针刺地仓，用平补平泻法。

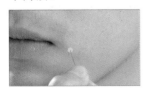

8. 针刺合谷，用泻法。

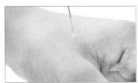

9. 针刺昆仑，用泻法。

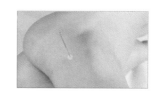

【针灸注意】

①急性期，面部穴位不宜深刺，宜浅刺，手法不宜过重，肢体远端的腧穴手法宜重。

②面部穴位起针时较易出血，注意按压。

【辨证加减】

风池

在项部，当枕骨之下，与风府相平，胸锁乳突肌与斜方肌上端之间的凹陷处，左右各1穴。

足三里

在小腿前外侧，犊鼻下3寸，胫骨前缘外一横指处（中指），左右各1穴。

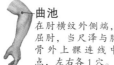

曲池

在肘横纹外侧端，屈肘，当尺泽与肱骨外上髁连线中点，左右各1穴。

迎香

在面部，鼻翼外缘中点旁开约0.5寸，鼻唇沟中，左右各1穴。

水沟

在面部，人中沟的上1/3与下2/3交界处。

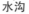

风寒证

加针刺风池。

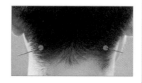

风热证

加针刺曲池。

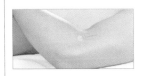

恢复期

加针刺足三里，用补法。

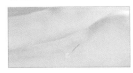

人中沟歪斜

加针刺水沟。

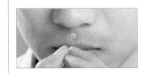

鼻唇沟浅

加针刺迎香。

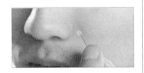

【医师提示】

①针灸治疗面瘫具有卓效，是目前治疗本病安全有效的首选方法。

②面部应避免风寒，必要时应戴口罩、眼罩；因眼睑闭合不全，灰尘容易侵入，每日点眼药水 2～3 次，以预防感染。

③周围性面瘫的预后与面神经的损伤程度密切相关，一般而言由无菌性炎症导致的面瘫预后较好，而由病毒导致的面瘫（如亨特氏面瘫），预后较差。

腹痛

【概述】

　　腹痛指胃脘以下，耻骨毛际以上部位发生的疼痛症状，多见于内科、妇科、外科等疾病，而以消化系统疾病和妇科病更为常见。多由脾胃运化功能失调、饮食不节、情志抑郁、脾阳不振、气血不足而致。足太阴经、足阳明经别入腹里，足厥阴经抵小腹，任脉循腹里，因此，腹痛与这四条经脉密切相关。

功效　通调腑气，缓急止痛。

【步骤】

足三里
在小腿前外侧，犊鼻下3寸，胫骨前缘外一横指处（中指），左右各1穴。

三阴交
在小腿内侧，内踝尖直上3寸，胫骨内侧面后缘，左右各1穴。

太冲
在足背，第1、2跖骨结合部之前方凹陷中，左右各1穴。

中脘
在上腹部，前正中线上，脐上4寸。

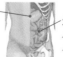

天枢
在腹部，脐中旁开2寸，左右各1穴。

1. 针刺足三里，用平补平泻法。

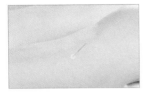

2. 针刺中脘，用平补平泻法。

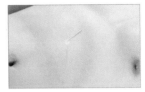

3. 针刺天枢，用平补平泻法。

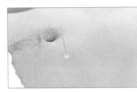

4. 针刺太冲，用泻法。

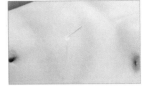

5. 针刺三阴交，用平补平泻法。

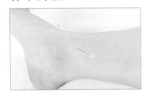

注意

　　腹痛发作时，足三里持续强刺激 1～3 分钟。

【针灸注意】

　　针刺太冲时注意避开血管，以免引起疼痛。

【辨证加减】

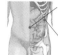

神阙
在腹部，脐中央。

章门
在侧腹部，第 11 肋游离端下际，左右各 1 穴。

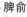

脾俞
在背部，当第 11 胸椎棘突下，旁开 1.5 寸，左右各 1 穴。

阴陵泉
在小腿内侧，胫骨内侧髁下方凹陷处，左右各 1 穴。

内庭
在足背，第 2、3 趾间缝纹端，左右各 1 穴。

血海
屈膝，在髌骨内上缘上 2 寸，当股四头肌内侧头的隆起处，左右各 1 穴。

曲泉
在膝内侧横纹头上方，半腱肌、半膜肌止端的前缘凹陷中，左右各 1 穴。

寒邪内积

艾灸神阙。

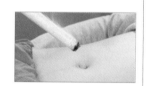

湿热壅滞

1. 加针刺阴陵泉。

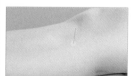

2. 加针刺内庭。

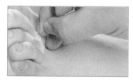

气滞血瘀

加针刺曲泉、血海。

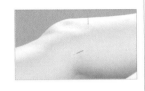

脾阳不振

1. 加针刺脾俞。

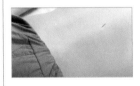

2. 加针刺章门。

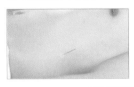

【医师提示】

针灸治疗腹痛效果较好，如属急腹症，在针灸治疗的同时应严密观察病情变化，凡适应手术的急腹症，应转外科治疗。

泄泻

【概述】

　　泄泻是指排便次数增多，粪便稀薄，或泻出如水样，亦称"腹泻"。一年四季均可发生，以夏秋两季多见。多见于西医学的急慢性肠炎、胃肠功能紊乱、肠易激综合征、溃疡性结肠炎、肠结核等。临床可概分为急性泄泻和慢性泄泻两类。泄泻病变脏腑主要在脾、胃和大小肠，多由感受外邪、饮食不节、情志所伤及脏腑虚弱等而致。

功效　　急性泄泻：除湿导滞，通调腑气。
　　　　慢性泄泻：健脾温肾，固本止泻。

【步骤】

急性泄泻

水分
在上腹部，前正中线上，脐上1寸。

天枢
在腹部，脐中旁开2寸，左右各1穴。

阴陵泉
在小腿内侧，胫骨内侧髁下方凹陷处，左右各1穴。

上巨虚
在小腿外侧，犊鼻下6寸，足三里下3寸，左右各1穴。

1. 针刺天枢，用平补平泻法。

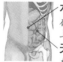

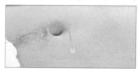

2. 针刺上巨虚，用平补平泻法。

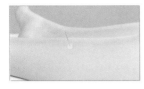

3. 针刺阴陵泉，用平补平泻法。

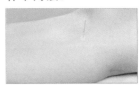

4. 针刺水分，用平补平泻法。

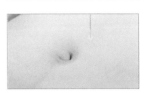

慢性泄泻

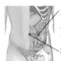

天枢
在腹部，脐中旁开2寸，左右各1穴。

神阙
在腹部，脐中央。

足三里
在小腿前外侧，犊鼻下3寸，胫骨前缘外一横指处（中指），左右各1穴。

1. 艾灸神阙。

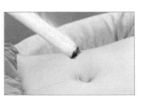

2. 针刺天枢，用平补平泻法。

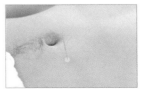

3. 针刺足三里，用补法。

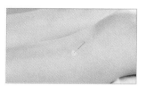

【针灸注意】

艾灸时注意方法，避免烫伤。

【辨证加减】

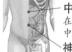

中脘
在上腹部，前正中线上，脐上4寸。

神阙
在腹部，脐中央。

内庭
在足背，第2、3趾间缝纹端，左右各1穴。

太冲
在足背，第1、2跖骨结合部之前方凹陷中，左右各1穴。

脾俞
在背部，当第11胸椎棘突下，旁开1.5寸，左右各1穴。

肾俞
在腰部，当第2腰椎棘突下，旁开1.5寸，左右各1穴。

命门
在腰部，后正中线上，第2腰椎棘突下四陷中。

急性泄泻

寒湿

加艾灸神阙。

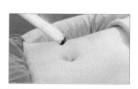

湿热

加针刺内庭。

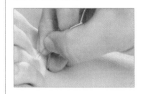

食滞

加针刺中脘。

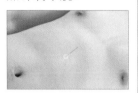

慢性泄泻

脾虚

加针刺脾俞。

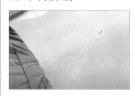

肝郁

加针刺太冲。

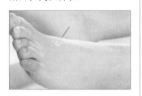

肾虚

1. 加针刺肾俞。

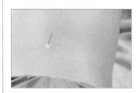

2. 加针刺命门。

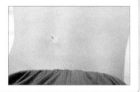

便秘

【概述】

便秘是指大便秘结不通，粪质干燥、坚硬，排便坚涩难下，甚至非用泻药、栓剂或灌肠不能排便，可见于多种急慢性疾病。本病的发生与脾胃及肾脏关系密切，分为实证和虚证两类。实证便秘，多由素体阳盛、嗜食辛辣、肠道燥热、情志不畅、久坐少动而致。虚证便秘，多由病后、产后气血两伤未复，年迈体弱，气血亏耗、下焦阳气不充，阴寒凝结，腑气受阻，糟粕不行，凝结肠道而致。

功效 调理肠胃，行滞通便。

【步骤】

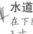

天枢

在腹部，脐中旁开2寸，左右各1穴。

水道

在下腹部，脐中下3寸，前正中线旁开2寸，左右各1穴。

扫一扫 看视频

归来

脐下4寸，前正中线旁开2寸，左右各1穴。

丰隆

在小腿外侧，外踝尖上8寸，条口外1寸，胫骨前缘外两横指处，左右各1穴。

支沟

在前臂背侧，当阳池与肘尖的连线上，腕背横纹上3寸，左右各1穴。

1. 针刺天枢，用泻法。

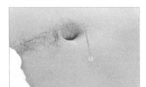

2. 针刺支沟，用泻法。

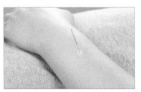

3. 针刺水道、归来，用泻法。

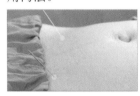

4. 针刺丰隆，用泻法。

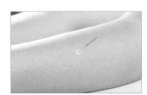

【针灸注意】

注意针刺深度，避免刺伤内脏。

【辨证加减】

足三里
在小腿前外侧，犊鼻下3寸，胫骨前缘外一横指处（中指），左右各1穴。

内庭
在足背，第2、3趾间缝纹端，左右各1穴。

合谷
在手背，第1、第2掌骨间，当第2掌骨桡侧的中点处，左右各1穴。

太冲
在足背，第1、2跖骨结合部之前方凹陷中，左右各1穴。

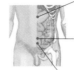

三阴交

在小腿内侧，内踝尖直上3寸，胫骨内侧面后缘，左右各1穴。

中脘

在上腹部，前正中线上，脐上4寸。

气海

在下腹部，前正中线上，脐下1.5寸。

脾俞

在背部，当第11胸椎棘突下，旁开1.5寸，左右各1穴。

关元

在下腹部，前正中线上，脐下3寸。

热秘

1. 加针刺合谷。

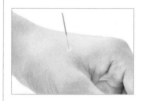

2. 加针刺内庭。

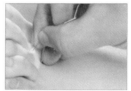

气秘

1. 加针刺太冲。

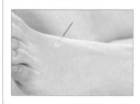

2. 加针刺中脘。

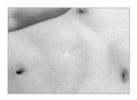

气虚

1. 加针刺脾俞。

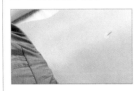

2. 加针刺气海。

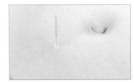

血虚

1. 加针刺足三里。

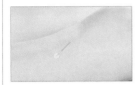

2. 加针刺三阴交。

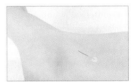

阳虚

加针刺关元。

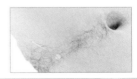

【医师提示】

①针灸治疗本病有较好疗效，如经治疗多次而无效者须查明原因。

②平时应坚持体育锻炼，多食蔬菜水果，养成定时排便的习惯。

胁痛

【概述】

　　胁痛是以一侧或两侧胁肋部疼痛为主要表现的病症。常见于西医学的急慢性肝炎、肝硬化、肝癌和急慢性胆囊炎、胆石症、胆道蛔虫症等肝胆病变以及肋间神经痛等。胁肋为肝、胆经所过之处，胁痛的产生主要责之于肝胆。此外，本病的发生也与脾、胃的病变有关。不论是气滞、血瘀、湿热等实邪闭阻胁肋部经脉，还是精血不足，胁肋部经脉失养，均可导致胁痛。

功效　疏肝利胆，行气止痛。

【步骤】

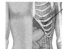

期门
在胸部，第6肋间隙，前正中线旁开4寸，左右各1穴。

支沟
在前臂背侧，当阳池与肘尖的连线上，腕背横纹上3寸，左右各1穴。

阳陵泉
在小腿外侧，腓骨小头前下方凹陷中，左右各1穴。

足三里
在小腿前外侧，犊鼻下3寸，胫骨前缘外一横指处（中指），左右各1穴。

1. 针刺期门，用补法或平补平泻法。

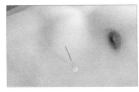

2. 针刺支沟，用补法或平补平泻法。

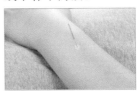

3. 针刺阳陵泉，用补法或平补平泻法。

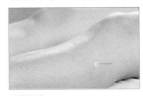

4. 针刺足三里，用补法或平补平泻法。

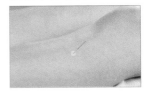

注意

　　期门不可直刺、深刺，以免伤及内脏。

【辨证加减】

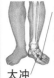

行间

在足背，当第1、2趾间趾蹼缘的后方赤白肉际处，左右各1穴。

太冲

在足背，第1、2跖骨结合部之前方凹陷中，左右各1穴。

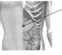

中脘

在上腹部，前正中线上，脐上4寸。

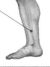

三阴交

在小腿内侧，内踝尖直上3寸，胫骨内侧面后缘，左右各1穴。

肝俞

在背部，当第9胸椎棘突下，旁开1.5寸，左右各1穴。

肾俞

在腰部，当第2腰椎棘突下，旁开1.5寸，左右各1穴。

肝气郁结

1. 加针刺行间。

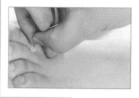

2. 加针刺太冲。

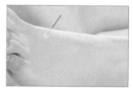

湿热蕴结

1. 加针刺中脘。

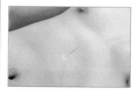

2. 加针刺三阴交。

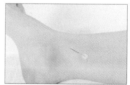

肝阴不足

加针刺肝俞、肾俞。

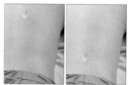

头痛

【概述】

　　头痛是患者自觉头部疼痛的一类病症，又称"头风"。各种外感及内伤因素导致头部经络功能失常，气血失调，脉络不通或脑窍失养等，均可导致头痛。可见于西医学的高血压、偏头痛、丛集性头痛、紧张性头痛、感染性发热、脑外伤及五官科等疾病。按照头痛的部位辨证归经，前额痛为阳明头痛，侧头痛为少阳头痛，后枕痛为太阳头痛，巅顶痛为厥阴头痛。

功效　疏经活络，通行气血。

【步骤】

阳明头痛

印堂
在额部，当两眉头的中间。

丝竹空
在面部，眉梢的凹陷处，左右各1穴。

鱼腰
在额部，瞳孔直上，眉毛中，左右各1穴。

阳白
目正视，瞳孔直上，眉上1寸，左右各1穴。

攒竹
在面部，当眉头陷中，眶上切迹处，左右各1穴。

上星

在头部正中线上，额前部发际正中直上1寸，囟会前1寸。

合谷

在手背，第1、第2掌骨间，当第2掌骨桡侧的中点处，左右各1穴。

内庭

在足背，第2、3趾间缝纹端，左右各1穴。

1. 针刺印堂。

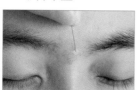

2. 针刺上星、阳白。

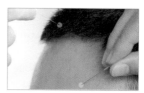

3. 针刺攒竹透鱼腰、丝竹空、合谷、内庭。

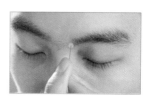

少阳头痛

丝竹空

在面部，眉梢的凹陷处，左右各1穴。

太阳

在头部，当眉梢与目外眦之间，向后约一横指的凹陷处，左右各1穴。

风池

在项部，当枕骨之下，与风府相平，胸锁乳突肌与斜方肌上端之间的凹陷处，左右各1穴。

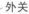

外关

在前臂背侧，当阳池与肘尖的连线上，腕背横纹上2寸，尺骨与桡骨之间，左右各1穴。

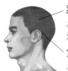

率谷

在头部，耳尖直上，入发际1.5寸，左右各1穴。

角孙

在头部，当耳尖直入发际处，左右各1穴。

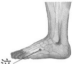

足临泣

在足背外侧，第4、5跖骨底结合部的前方，小趾伸肌腱外侧凹陷处，左右各1穴。

1. 针刺太阳。

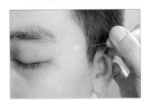

2. 针刺丝竹空。

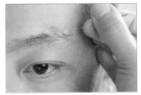

3. 针刺角孙。

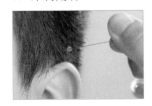

4. 针刺率谷。

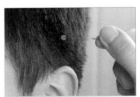

5. 针刺风池。

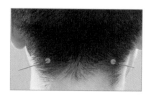

6. 针刺外关。

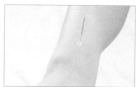

7. 针刺足临泣。

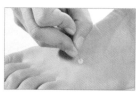

太阳头痛

天柱
后发际正中直上 0.5 寸，旁开 1.3 寸，当斜方肌外缘凹陷中，左右各 1 穴。

风池
在项部，当枕骨之下，与风府相平，胸锁乳突肌与斜方肌上端之间的凹陷处，左右各 1 穴。

后溪
在手掌尺侧，第 5 掌指关节后的掌横纹头赤白肉际处，左右各 1 穴。

昆仑
在足部外踝后方，当外踝尖与跟腱之间的凹陷处，左右各 1 穴。

申脉
在足外侧部，外踝正下方凹陷中，左右各 1 穴。

1. 针刺天柱。

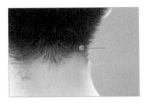

2. 针刺风池。

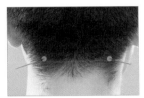

3. 针刺后溪。

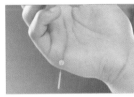

4. 针刺申脉、昆仑。

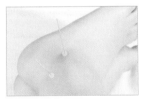

厥阴头痛

四神聪

在头顶，当百会前后左右各1寸，共4穴。

百会

在头顶，当前发际正中直上5寸，后发际正中直上7寸。

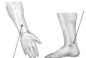

太溪

在足部，内踝尖与跟腱之间的凹陷处，左右各1穴。

内关

在前臂掌侧，当曲泽与大陵的连线上，腕横纹上2寸，掌长肌腱与桡侧腕屈肌腱之间，左右各1穴。

行间

在足背，当第1、2趾间趾蹼缘的后方赤白肉际处，左右各1穴。

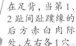

太冲

在足背，第1、2跖骨结合部之前方凹陷中，左右各1穴。

1. 针刺四神聪。

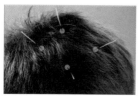

2. 针刺百会。

3. 针刺内关。

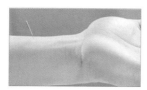

4. 针刺太冲、太溪。

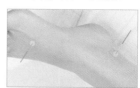

5. 针刺行间。

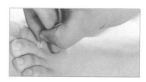

【针灸注意】

①以针为主，虚补实泻。各种头痛均可加阿是穴。

②头部腧穴大多应平刺，注意掌握取穴深度与针刺安全。少数腧穴如太阳、天柱可直刺或斜刺，而风池需针尖微下，向鼻尖斜刺；风府需针头微前伸，向下颌方向缓慢刺入，避免损伤延髓。

【辨证加减】

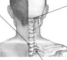

大椎

在颈部，后正中线上，第 7 颈椎棘突下凹陷中。

风池

在项部，当枕骨之下，与风府相平，胸锁乳突肌与斜方肌上端之间的凹陷处，左右各 1 穴。

曲池

在肘横纹外侧端，屈肘，当尺泽与肱骨外上髁连线中点，左右各 1 穴。

风门

在背部，当第 2 胸椎棘突下，旁开 1.5 寸，左右各 1 穴。

阴陵泉

在小腿内侧，胫骨内侧髁下方凹陷处，左右各 1 穴。

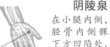

足三里

在小腿前外侧，犊鼻下 3 寸，胫骨前缘外一横指处 (中指)，左右各 1 穴。

合谷

在手背，第 1、第 2 掌骨间，当第 2 掌骨桡侧的中点处，左右各 1 穴。

太冲

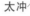

在足背，第 1、2 跖骨结合部之前方凹陷中，左右各 1 穴。

血海

屈膝，在髌骨内上缘上 2 寸，当股四头肌内侧头的隆起处，左右各 1 穴。

丰隆

在小腿外侧，外踝尖上 8 寸，条口外 1 寸，胫骨前缘外两横指处，左右各 1 穴。

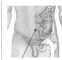

气海

在下腹部，前正中线上，脐下 1.5 寸。

外感风邪

1. 加针刺风池。

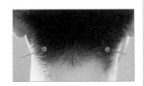

2. 加针刺风门。

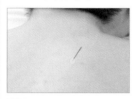

3. 风寒加灸大椎。

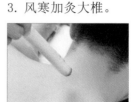

4. 风热加针刺曲池，用泻法。

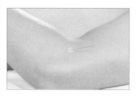

5. 风湿加针刺阴陵泉，用泻法。

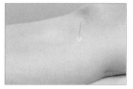

6. 痰浊上扰加针刺丰隆、足三里。

气滞血瘀

1. 加针刺合谷。

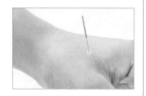

2. 加针刺太冲。

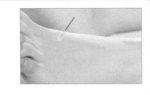

气血不足

1. 加针刺气海。

2. 加针刺血海。

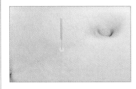

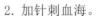

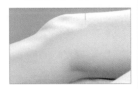

3. 加针刺足三里。

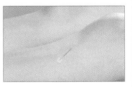

【医师提示】

①针灸治疗头痛有较好的疗效，对于多次治疗无效或逐渐加重者，要查明原因，尤其是要排除颅内占位性病变。

②头痛患者在治疗期间，应禁烟酒，适当参加体育锻炼，避免过劳和精神刺激，注意休息。

眩晕

【概述】

眩晕是以头晕目眩、视物旋转为主要表现的一种自觉症状，又称"头眩""掉眩""冒眩""风眩"等，有经常性与发作性的不同，见于西医学的梅尼埃病、高血压、脑动脉硬化、贫血、神经衰弱、耳源性眩晕、晕动病等疾病。中医学认为，本病病位在脑，与忧郁恼怒、恣食厚味、劳伤过度有关。

功效

实证：平肝潜阳，化痰定眩。
虚证：益气养血，益精定眩。

【步骤】

》实证

百会

在头顶，当前发际正中直上5寸，后发际正中直上7寸。

头维

当额角发际上0.5寸，头正中线旁开4.5寸，左右各1穴。

风池

在项部，当枕骨之下，与风府相平，胸锁乳突肌与斜方肌上端之间的凹陷处，左右各1穴。

内关

在前臂掌侧，当曲泽与大陵的连线上，腕横纹上2寸，掌长肌腱与桡侧腕屈肌腱之间，左右各1穴。

太冲

在足背，第1、2跖骨结合部之前方凹陷中，左右各1穴。

1. 针刺风池，用平补平泻法。

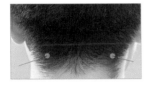

注意

应正确把握进针的方向、角度和深浅。

2. 针刺百会，用泻法。

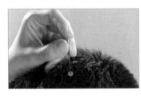

3. 针刺头维，用泻法。

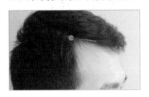

4. 针刺内关，用泻法。

5. 针刺太冲，用泻法。

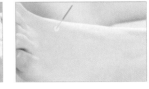

》虚证

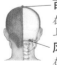

百会

在头顶，当前发际正中直上5寸，后发际正中直上7寸。

风池

在项部，当枕骨之下，与风府相平，胸锁乳突肌与斜方肌上端之间的凹陷处，左右各1穴。

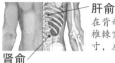

肝俞
在背部，当第9胸椎棘突下，旁开1.5寸，左右各1穴。

肾俞
在腰部，当第2腰椎棘突下，旁开1.5寸，左右各1穴。

足三里
在小腿前外侧，犊鼻下3寸，胫骨前缘外一横指处（中指），左右各1穴。

1. 针刺风池，用泻法。

2. 针刺百会，用泻法。

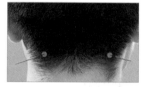

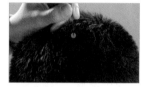

3. 针刺肝俞、肾俞，用补法。

4. 针刺足三里，用补法。

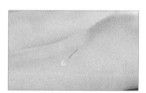

【辨证加减】

头维
当额角发际上0.5寸，头正中线旁开4.5寸，左右各1穴。

内关
在前臂掌侧，当曲泽与大陵的连线上，腕横纹上2寸，掌长肌腱与桡侧腕屈肌腱之间，左右各1穴。

阴陵泉

在小腿内侧，胫骨内侧髁下方凹陷处，左右各1穴。

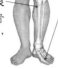

行间

在足背，当第1、2趾间趾蹼缘的后方赤白肉际处，左右各1穴。

丰隆

在小腿外侧，外踝尖上8寸，条口外1寸，胫骨前缘外两横指处，左右各1穴。

三阴交

在小腿内侧，内踝尖直上3寸，胫骨内侧面后缘，左右各1穴。

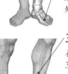

太溪

在足部，内踝尖与跟腱之间的凹陷处，左右各1穴。

悬钟

在小腿外侧，外踝高点上3寸，腓骨前缘，左右各1穴。

脾俞

在背部，当第11胸椎棘突下，旁开1.5寸，左右各1穴。

中脘

在上腹部，前正中线上，脐上4寸。

气海

在下腹部，前正中线上，脐下1.5寸。

气血不足

1. 加针刺行间。

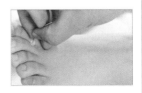

2. 加针刺太溪。

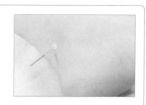

痰湿中阻

1. 加针刺头维。

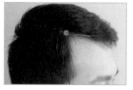

2. 加针刺丰隆。

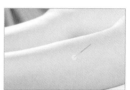

3. 加针刺中脘。

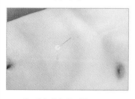

4. 加针刺阴陵泉。

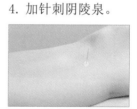

5. 加针刺内关。

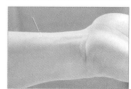

气血两虚

1. 加针刺气海。

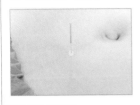

2. 加针刺脾俞。

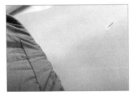

肾精亏虚

1. 加针刺太溪、三阴交。

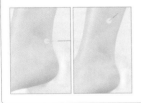

2. 加针刺悬钟。

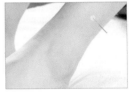

不寐

【概述】

不寐通常称为"失眠""不得卧"等，是以经常不能获得正常睡眠、入睡困难、睡眠时间不足、睡眠不深，严重者彻夜不眠为特征的病症。本病可见于西医学的神经衰弱、更年期综合征、贫血等疾病。中医学认为本病与情志不遂、思虑劳倦、惊恐、房劳伤肾、体质虚弱、饮食不节等因素有关。

功效　　调理跷脉，安神利眠。

【步骤】

百会

在头顶，当前发际正中直上5寸，后发际正中直上7寸。

四神聪

在头顶，当百会前后左右各1寸，共4穴。

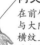

内关

在前臂掌侧，当曲泽与大陵的连线上，腕横纹上2寸，掌长肌腱与桡侧腕屈肌腱之间，左右各1穴。

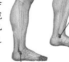

照海

在内踝尖下1寸，内踝下缘边际凹陷中，左右各1穴。

神门

在腕横纹尺侧端，尺侧腕屈肌腱的桡侧凹陷处，左右各1穴。

申脉

在足外侧部，外踝正下方凹陷中，左右各1穴。

1. 针刺百会。

2. 针刺四神聪，对于较重的不寐患者，四神聪可留针过夜。

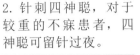

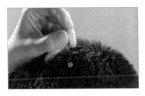

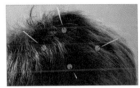

3. 针刺神门、内关，用平补平泻法。

4. 针刺照海，用补法。

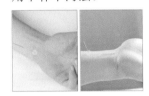

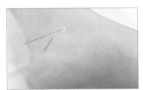

5. 针刺申脉，用泻法。

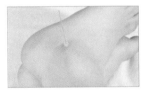

【针灸注意】

以手厥阴经、督脉穴和八脉交会穴为主，头针穴位进出针须缓慢，轻捻转不宜提插，出针时用棉球按压数秒钟，以防止出血。

【辨证加减】

足三里
在小腿前外侧，挟鼻下3寸，胫骨前缘外一横指处（中指），左右各1穴。

太冲
在足背，第1、2跖骨结合部之前方凹陷中，左右各1穴。

行间
在足背，当第1、2趾间趾蹼缘的后方赤白肉际处，左右各1穴。

血海
屈膝，在髌骨内上缘上2寸，当股四头肌内侧头的隆起处，左右各1穴。

丰隆
在小腿外侧，外踝尖上8寸，条口外1寸，胫骨前缘外两横指处，左右各1穴。

三阴交
在小腿内侧，内踝尖直上3寸，胫骨内侧面后缘，左右各1穴。

中脘
在上腹部，前正中线上，脐上4寸。

天枢
在腹部，脐中旁开2寸，左右各1穴。

太溪
在足部，内踝尖与跟腱之间的凹陷处，左右各1穴。

风池
在项部，当枕骨之下，与风府相平，胸锁乳突肌与斜方肌上端之间的凹陷处，左右各1穴。

心俞
在背部，当第5胸椎棘突下，旁开1.5寸，左右各1穴。

脾俞
在背部，当第11胸椎棘突下，旁开1.5寸，左右各1穴。

肝俞
在背部，当第9胸椎棘突下，旁开1.5寸，左右各1穴。

肾俞
在腰部，当第2腰椎棘突下，旁开1.5寸，左右各1穴。

肝火扰心

1. 加针刺太冲。

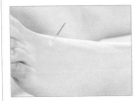

2. 加针刺行间。

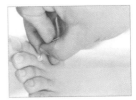

3. 加针刺风池。

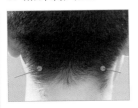

胃气失和

1. 加针刺足三里。

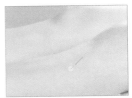

2. 加针刺中脘。

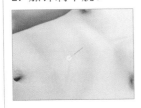

3. 加针刺天枢。

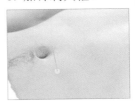

痰热扰心

1. 加针刺太冲。

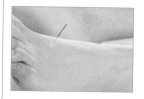

2. 加针刺丰隆。

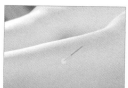

瘀血内阻

1. 加针刺肝俞。

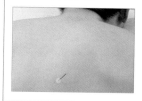

2. 加针刺血海。

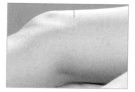

心脾两虚

1. 加针刺心俞。

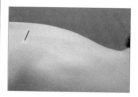

2. 加针刺脾俞。

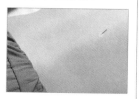

心胆气虚

3. 加针刺三阴交。

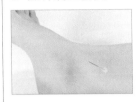

加针刺心俞。

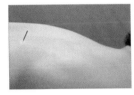

心肾不交

1. 加针刺太溪。

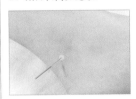

2. 加针刺心俞。

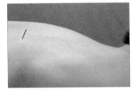

3. 加针刺肾俞。

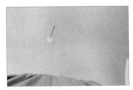

【医师提示】

针灸治疗不寐效果良好，尤其是在下午或晚上针灸治疗，效果更好。

郁病

【概述】

　　郁病是以心情抑郁、情绪不宁、胸部满闷、胁肋胀满，或易怒易哭，或咽中如有异物梗塞等为主症的一种病证，为内科常见病证。随着社会竞争和压力的增大，其发病率不断上升，多发于青中年女性。主要见于西医学的神经官能症、癔症及焦虑症等，也可见于更年期综合征等。中医学认为本病主要与情志内伤和脏气素弱有关，当肝失疏泄，脾失健运，脏腑阴阳气血失调，而使心神失养或被扰，气机运行失畅，均可出现郁病。

功效　调神理气，疏肝解郁。

【步骤】

内关

在前臂掌侧，当曲泽与大陵的连线上，腕横纹上2寸，掌长肌腱与桡侧腕屈肌腱之间，左右各1穴。

神门

在腕横纹尺侧端，尺侧腕屈肌腱的桡侧凹陷处，左右各1穴。

水沟

在面部，人中沟的上1/3与下2/3交界处。

太冲

在足背，第1、2跖骨结合部之前方凹陷中，左右各1穴。

1. 针刺水沟，用雀啄泻法，以眼球湿润为佳。

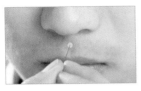

2. 针刺内关，用泻法。

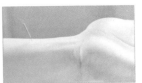

3. 针刺太冲，用泻法。

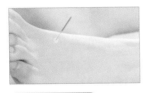

4. 针刺神门，用平补平泻法。

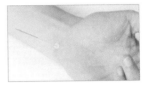

【针灸注意】

①针具应严格消毒，以防止感染。出针时用棉球按压数秒钟，以防止出血。

②偏虚者加灸。

【辨证加减】

足三里

在小腿前外侧，挟鼻下3寸，胫骨前缘外一横指处（中指），左右各1穴。

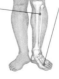

行间

在足背，当第1、2趾间趾蹼缘的后方赤白肉际处，左右各1穴。

三阴交

在小腿内侧，内踝尖直上3寸，胫骨内侧面后缘，左右各1穴。

丰隆

在小腿外侧，外踝尖上8寸，条口外1寸，胫骨前缘外两横指处，左右各1穴。

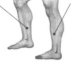

脾俞

在背部，当第11胸椎棘突下，旁开1.5寸，左右各1穴。

心俞

在背部，当第5胸椎棘突下，旁开1.5寸，左右各1穴。

肾俞

在腰部，当第2腰椎棘突下，旁开1.5寸，左右各1穴。

肝俞

在背部，当第9胸椎棘突下，旁开1.5寸，左右各1穴。

天突

在颈部，当前正中线上，胸骨上窝中央。

膻中

在胸部，前正中线上，平第4肋间隙。

章门

在侧腹部，第11肋游离端下际，左右各1穴。

期门

在胸部，第6肋间隙，前正中线旁开4寸，左右各1穴。

关元

在下腹部，前正中线上，脐下3寸。

中极

在下腹部，前正中线上，脐下4寸。

百会

在头顶，当前发际正中直上5寸，后发际正中直上7寸。

肝郁脾虚

1. 加针刺期门。

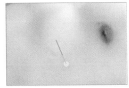

2. 加针刺丰隆。

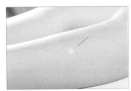

3. 加针刺脾俞。

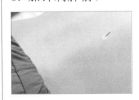

4. 加针刺足三里。

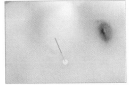

肝郁气滞

5. 加针刺天突。

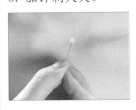

1. 加针刺百会。

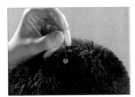

2. 加针刺肝俞。

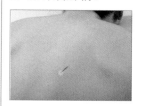

3. 加针刺期门。

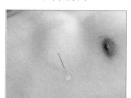

心脾两虚

1. 加针刺心俞。

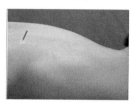

2. 加针刺脾俞。

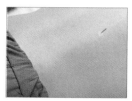

3. 加针刺三阴交。

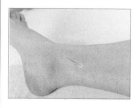

4. 加针刺足三里。

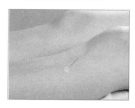

5. 加针刺章门。

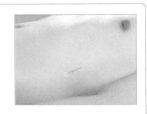

肾虚肝郁

1. 加针刺期门。

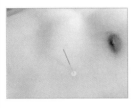

2. 加针刺膻中。

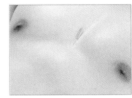

3. 加针刺关元。

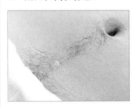

4. 加针刺肾俞。

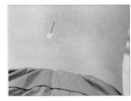

肝胆湿热

1. 加针刺行间。

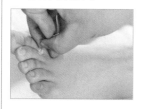

2. 加针刺三阴交。

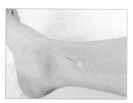

3. 加针刺中极。

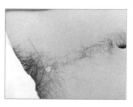

【医师提示】

对患者应作好精神疏导，使患者能正确对待疾病，增强战胜疾病的信心。应鼓励患者做适度体育锻炼。

呃逆

【概述】

呃逆是指胃气上逆动膈，以气逆上冲，喉间呃呃连声，声短而频，令人不能自止为主要临床表现的病证。临床上以偶然发生者居多，持续时间短暂，多能自愈，有的则屡屡发生，持续时间长，可见于西医学的单纯性膈肌痉挛。本病发病多与饮食不当、情志不畅、正气亏虚有关。

功效　宽胸利膈，和胃降逆。

【步骤】

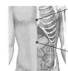

膻中
在胸部，前正中线上，平第4肋间隙。

中脘
在上腹部，前正中线上，脐上4寸。

内关
在前臂掌侧，当曲泽与大陵的连线上，腕横纹上2寸，掌长肌腱与桡侧腕屈肌腱之间，左右各1穴。

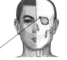

攒竹
在面部，当眉头陷中，眶上切迹处，左右各1穴。

足三里
在小腿前外侧，犊鼻下3寸，胫骨前缘外一横指处（中指），左右各1穴。

1. 针刺膻中、中脘，辨证选取补泻手法，留针 3 ～ 5 分钟。

2. 针刺内关，留针 3 ～ 5 分钟。

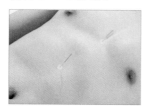

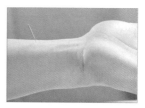

3. 针刺足三里，留针 3 ～ 5 分钟。

4. 针刺攒竹，用强刺激手法，行针 1 ～ 2 分钟，不留针。

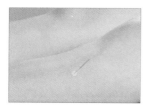

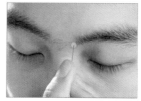

【针灸注意】

①针刺采用重手法时，要注意患者的反应，遇到不适或晕针等情况时，及时停针。

②针刺时交代患者可配合呼吸补泻，必要时，在进针及行针时屏气，能提高疗效。

【辨证加减】

期门

在胸部，第 6 肋间隙，前正中线旁开 4 寸，左右各 1 穴。

建里

在上腹部，前正中线上，脐上 3 寸。

天枢

在腹部，脐中旁开 2 寸，左右各 1 穴。

胃俞

在背部，当第 12 胸椎棘突下，旁开 1.5 寸，左右各 1 穴。

脾俞

在背部，当第 11 胸椎棘突下，旁开 1.5 寸，左右各 1 穴。

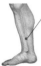

三阴交

在小腿内侧，内踝尖直上 3 寸，胫骨内侧面后缘，左右各 1 穴。

上巨虚

在小腿外侧，犊鼻下 6 寸，足三里下 3 寸，左右各 1 穴。

太冲

在足背，第 1、2 跖骨结合部之前方凹陷中，左右各 1 穴。

内庭

在足背，第 2、3 趾间缝纹端，左右各 1 穴。

胃寒积滞

加针刺建里。

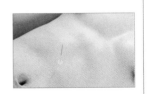

胃火上逆

加针刺胃俞、内庭。

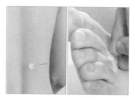

肝气郁滞

1. 加针刺期门。

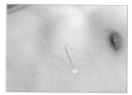

脾胃阳虚

2. 加针刺太冲。

加针刺胃俞、脾俞。

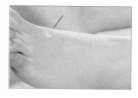

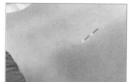

胃阴不足

加针刺三阴交。

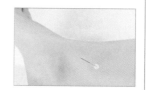

大便秘结、肠鸣、腹胀

1. 加针刺天枢。

2. 加针刺上巨虚。

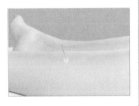

【医师提示】

①避免不良情志刺激，避风寒。

②对于顽固性及继发性呃逆，针刺能暂时改善症状，但需要积极治疗引起呃逆的原发病。

③急重患者出现呃逆，可能是胃气衰败，病情转重之象，应加以注意。

胃痛

【概述】

　　胃痛又称胃脘痛，是以上腹胃脘反复发作性疼痛为主的病证。由于疼痛部位近心窝部，古人又称"心痛""胃心痛""心腹痛""心下痛"等。胃痛发生常与寒邪客胃、饮食伤胃、肝气犯胃和脾胃虚弱有关，多见于西医学的胃痉挛、急慢性胃炎、消化性溃疡、胃神经官能症、胃黏膜脱垂等。

功效　　和胃止痛。

【步骤】

内关

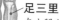

在前臂掌侧，当曲泽与大陵的连线上，腕横纹上2寸，掌长肌腱与桡侧腕屈肌腱之间，左右各1穴。

足三里

在小腿前外侧，犊鼻下3寸，胫骨前缘外一横指处（中指），左右各1穴。

中脘

在上腹部，前正中线上，脐上4寸。

1. 针刺内关，用泻法，可留针25分钟，间断行针。

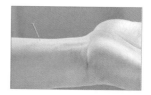

2. 针刺中脘，用泻法，可留针 25 分钟，间断行针。

3. 针刺足三里，用平补平泻法。

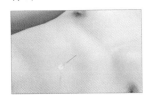
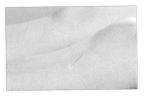

注意

疼痛发作时，持续行针 1 ~ 3 分钟，直到痛止或缓解。

【针灸注意】

①密切观察患者的状态，一旦出现不适，立即停止针刺，及时处理。

②可应用穴位注射法，选中脘、足三里、肝俞、胃俞、脾俞，每次选 2 穴，以黄芪、丹参或当归注射液，每穴注入药液 1 毫升，每日或隔日 1 次。诸穴可交替使用。

【辨证加减】

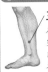

三阴交

在小腿内侧，内踝尖直上 3 寸，胫骨内侧面后缘，左右各 1 穴。

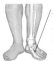

太冲

在足背，第 1、2 跖骨结合部之前方凹陷中，左右各 1 穴。

中脘

在上腹部，前正中线上，脐上 4 寸。

下脘

在上腹部，前正中线上，脐上 2 寸。

梁门

在上腹部，脐中上 4 寸，前正中线旁开 2 寸，左右各 1 穴。

气海

在下腹部，前正中线上，脐下 1.5 寸。

脾俞

在背部，当第 11 胸椎棘突下，旁开 1.5 寸，左右各 1 穴。

胃俞

在背部，当第 12 胸椎棘突下，旁开 1.5 寸，左右各 1 穴。

关元

在下腹部，前正中线上，脐下 3 寸。

寒邪犯胃

加艾灸中脘。

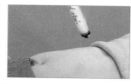

肝气犯胃

加针刺太冲。

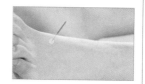

饮食停滞

1. 加针刺下脘。

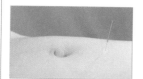

2. 加针刺梁门。

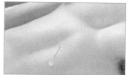

脾胃虚寒

1. 加针刺气海、关元。

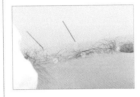

2. 加针刺胃俞、脾俞。

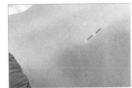

3. 加艾灸中脘。

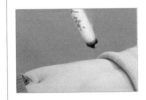

胃阴不足

加针刺三阴交。

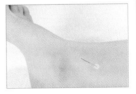

【医师提示】

　　①针灸对胃脘疼痛、上腹胀满不适、嗳气、恶心等症状效果较好，尤其对于单纯性胃痉挛、胃神经官能症等出现的胃痛疗效佳。

　　②溃疡病出现穿孔等重症时，应及时采取措施或外科治疗。

　　③平时注意规律饮食，忌食刺激性食物。

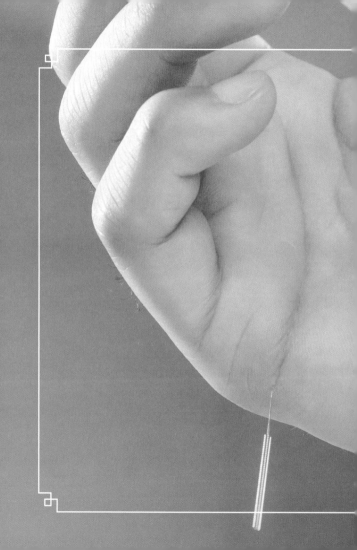

第三章

针灸治疗皮外骨伤科疾病

落枕

【概述】

　　落枕是指急性单纯性颈项强痛，活动受限的一种病证，系颈部伤筋，轻者4～5日自愈，重者可延至数周不愈，多由睡姿不正、枕头高低不适、因负重颈部过度扭转、风寒入侵颈部而引起。颈项侧部主要由手三阳和足少阳经所主，因此，手三阳和足少阳筋络受损，气血阻滞，为本病的主要病机。

功效　　调气活血，舒筋通络。

【步骤】

落枕
在手背，当第2、3掌骨间，指掌关节后约0.5寸处。

后溪
在手掌尺侧，第5掌指关节后的掌横纹头赤白肉际处，左右各1穴。

肩井
在肩上，大椎与肩峰连线的中点，左右各1穴。

悬钟
在小腿外侧，外踝高点上3寸，腓骨前缘，左右各1穴。

1. 针刺落枕。

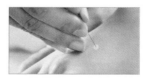

2. 针刺后溪。

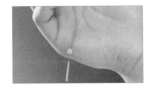

3. 针刺悬钟。

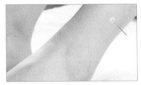

4. 针刺局部阿是穴、肩井。

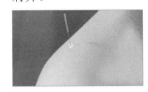

5. 在患侧项背部行闪罐法，应顺着肌肉走向进行拔罐。

【针灸注意】

①针刺远端腧穴时持续捻转，嘱患者慢慢活动颈项，一般疼痛可立即缓解。

②颈部穴位注意针刺角度和深度。

【辨证加减】

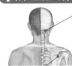

风池

在项部，当枕骨之下，与风府相平，胸锁乳突肌与斜方肌上端之间的凹陷处，左右各1穴。

内关

在前臂掌侧，当曲泽与大陵的连线上，腕横纹上2寸，掌长肌腱与桡侧腕屈肌腱之间，左右各1穴。

天宗

在肩胛部，当冈下窝中央凹陷处，与第4胸椎相平，左右各1穴。

外关

在前臂背侧，当阳池与肘尖的连线上，腕背横纹上2寸，尺骨与桡骨之间，左右各1穴。

肩髃

在肩部，三角肌上，臂外展或向前平伸时，当肩峰前下方凹陷处，左右各1穴。

合谷

在手背，第1、第2掌骨间，当第2掌骨桡侧的中点处，左右各1穴。

风寒袭络

1. 加针刺风池。

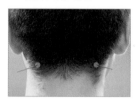

2. 加针刺合谷。

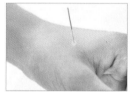

气血瘀滞

加针刺内关、阿是穴，可以点刺出血。

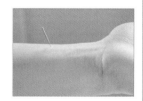

肩痛

1. 加针刺肩髃。

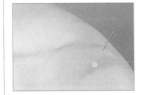

2. 加针刺外关。

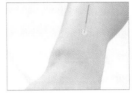

背痛

加针刺天宗。

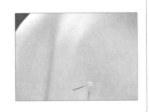

【医师提示】

　　①针灸治疗本病疗效极好，常立即取效，针后可配合推拿和热敷。

　　②睡眠时应注意枕头高低要适度，避风寒。

　　③中老年人反复出现落枕时，应考虑颈椎病。

颈椎病

【概述】

颈椎病又称"颈椎综合征"，是增生性颈椎炎、颈椎间盘脱出以及颈椎间关节、韧带等组织的退行性改变刺激和压迫颈神经根、脊髓、椎动脉和颈部交感神经等而出现的一系列症候。中医学认为，本病多由年老体衰、肝肾不足、筋骨失养；或久坐耗气、劳损筋肉；或感受外邪、客于经脉，或扭挫损伤、气血瘀滞，经脉痹阻不通所致。

功效　祛风散寒，舒筋活络。

【步骤】

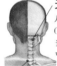

天柱
后发际正中直上
0.5寸，旁开1.3寸，
当斜方肌外缘凹陷
中，左右各1穴。

大椎
在颈部，后正中线上，
第7颈椎棘突下凹陷中。

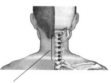

颈夹脊
在颈部，当第1颈椎至第7颈
椎棘突下两侧，后正中线旁开
0.5寸，一侧7穴，左右共14穴。

后溪
在手掌尺侧，第5掌指
关节后的掌横纹头赤白
肉际处，左右各1穴。

1. 针刺大椎，直刺1～1.5寸，使针感向肩臂部传导。

2. 针刺颈夹脊，直刺或向颈椎斜刺，用平补平泻法，使针感向项、肩臂部传导。

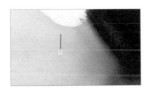

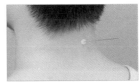

3. 针刺天柱。

4. 针刺后溪。

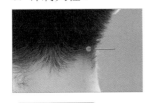

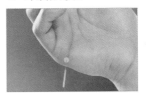

【针灸注意】

颈部的穴位针刺时注意进针深度和进针方向。

【辨证加减】

曲池
在肘横纹外侧端，屈肘，当尺泽与肱骨外上髁连线中点，左右各1穴。

内关
在前臂掌侧，当曲泽与大陵的连线上，腕横纹上2寸，掌长肌腱与桡侧腕屈肌腱之间，左右各1穴。

百会

在头顶，当前发际正中直上5寸，后发际正中直上7寸。

风府

在颈部，后正中线上，入后发际上1寸。

风门

在背部，当第2胸椎棘突下，旁开1.5寸，左右各1穴。

肝俞

在背部，当第9胸椎棘突下，旁开1.5寸，左右各1穴。

风池

在项部，当枕骨之下，与风府相平，胸锁乳突肌与斜方肌上端之间的凹陷处，左右各1穴。

肩井

在肩上，大椎与肩峰连线的中点，左右各1穴。

天宗

在肩胛部，当冈下窝中央凹陷处，与第4胸椎相平，左右各1穴。

肾俞

在腰部，当第2腰椎棘突下，旁开1.5寸，左右各1穴。

太阳

在头部，当眉梢与目外眦之间，向后约一横指的凹陷处，左右各1穴。

天突

在颈部，当前正中线上，胸骨上窝中央。

外关

在前臂背侧，当阳池与肘尖的连线上，腕背横纹上2寸，尺骨与桡骨之间，左右各1穴。

合谷

在手背，第1、第2掌骨间，当第2掌骨桡侧的中点处，左右各1穴。

足三里

在小腿前外侧，犊鼻下3寸，胫骨前缘外一横指处（中指），左右各1穴。

太冲

在足背，第1、2跖骨结合部之前方凹陷中，左右各1穴。

142

风寒痹阻

1. 加针刺风门。

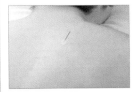

2. 加针刺风府。

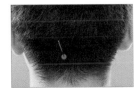

劳损血瘀

1. 加针刺合谷。

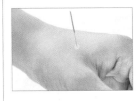

2. 加针刺太冲。

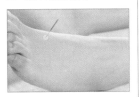

肝肾亏虚

1. 加针刺肝俞、肾俞。

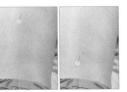

2. 加针刺足三里。

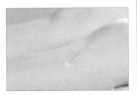

3. 加针刺肩井、天宗。

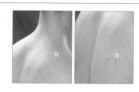

上肢及手指麻痛

1. 加针刺曲池。

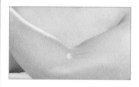

2. 加针刺合谷、外关。

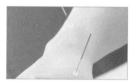

头晕、头痛、目眩

1. 加针刺百会。

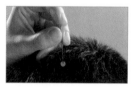

2. 加针刺风池。

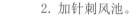
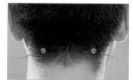

3. 加针刺太阳。

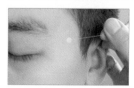

恶心、呕吐

1. 加针刺天突。

2. 加针刺内关。

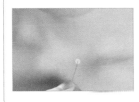 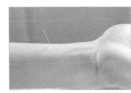

【医师提示】

①针灸治疗颈椎病有一定疗效，对于缓解颈项痛、肩背痛、上肢痛、头晕头痛等，效果尤为明显。可单用针灸，若配合按摩、外敷则疗效更佳。

②长期伏案或低头工作者，要注意颈部保健。工作 1～2 小时后要活动颈部，或自我按摩局部，放松颈部肌肉。

③落枕会加重颈椎病病情，故平时应注意保持正确睡眠姿势，枕头高低要适中，枕于颈项部。并注意颈部保暖，避免风寒之邪侵袭。

肩周炎

【概述】

　　肩关节周围炎，简称"肩周炎"，是肩关节周围软组织退行性炎症性病变。中医称"五十肩""冻结肩""肩凝证""漏肩风"，多见于50岁左右的人群。随着信息时代的到来，长期面对电脑工作，患者趋于年轻化。中医认为当人体正气不足，营卫渐虚，筋骨衰颓，复因局部感受风寒，或劳累闪挫，或习惯偏侧而卧，筋脉受到长期压迫，遂致气血阻滞而成肩痛。

功效　　舒筋通络，行气活血。

【步骤】

肩髃

在肩部，三角肌上，臂外展或向前平伸时，当肩峰前下方凹陷处，左右各1穴。

阳陵泉

在小腿外侧，腓骨小头前下方凹陷中，左右各1穴。

肩前

在肩部，正坐垂臂，当腋前皱襞顶端与肩髃连线的中点。

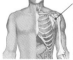

肩贞

在肩关节后下方，臂内收时腋后纹头上1寸，左右各1穴。

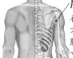

中平 **条口**

位于腓骨小头与外踝连线的上 1/3 处。或者足三里下 1.5 寸偏于腓侧。

在小腿外侧，上巨虚下 2 寸，左右各 1 穴。

针中

1. 针刺肩髃、肩前、肩贞，保持 3～5 分钟。

2. 深刺阳陵泉（透向阴陵泉），保持 3～5 分钟。

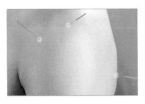

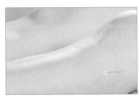

3. 强刺激深刺条口（透向承山），保持 3～5 分钟。

4. 针刺阿是穴、中平，保持 3～5 分钟。

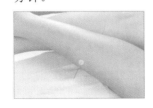

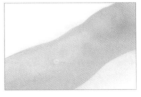

5. 畏寒发凉局部可加灸，保持 15 分钟。

针后

还可在上述穴位上加拔火罐并行走罐。

①凡在远端穴位行针时，均令患者活动肩部。

②针刺肩髃、肩前、肩贞时，要把握好针刺角度和方向，切忌向内斜刺、深刺。

【辨证加减】

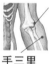

尺泽

在肘部横纹上，肱二头肌腱的桡侧缘凹陷中，左右各1穴。

手三里

在前臂背面桡侧，当阳溪与曲池连线上，肘横纹下2寸，左右各1穴。

阴陵泉

在小腿内侧，胫骨内侧髁下方凹陷处，左右各1穴。

外关

在前臂背侧，当阳池与肘尖的连线上，腕背横纹上2寸，尺骨与桡骨之间，左右各1穴。

昆仑

在足部外踝后方，当外踝尖与跟腱之间的凹陷处，左右各1穴。

后溪

在手掌尺侧，第5掌指关节后的掌横纹头赤白肉际处，左右各1穴。

大杼

在背部，当第1胸椎棘突下，旁开1.5寸，左右各1穴。

证属太阴经者

1. 加针刺尺泽。

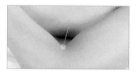

2. 加针刺阴陵泉。

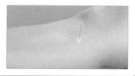

证属阳明、少阳经者

1. 加针刺手三里。

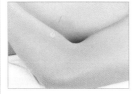

2. 加针刺外关。

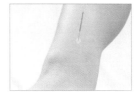

证属太阳经者

1. 加针刺后溪。

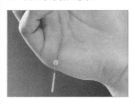

2. 加针刺大杼。

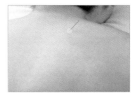

3. 加针刺昆仑。

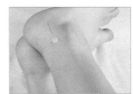

肘劳

【概述】

　　肘劳属中医学"伤筋"范畴，一般起病缓慢，常反复发作，无明显外伤史，多见于从事旋转前臂和屈伸肘关节的劳动者，如木工、钳工、水电工、矿工及网球运动员等，属于西医学的肱骨外上髁炎、肱骨内上髁炎等。肘外侧主要归手三阳经所主，故手三阳经筋受损是本病的主要病机。

　　功效　　舒筋通络，行气活血。

【步骤】

　　针刺阿是穴，用强刺激泻法。

【针灸注意】

　　在局部压痛点采用多向透刺，或多针齐刺，得气后留针，局部可加温和灸或低频电针。

【辨证加减】

手三里
在前臂背面桡侧，当阳溪与曲池连线上，肘横纹下 2 寸，左右各 1 穴。

小海
在肘内侧，当尺骨鹰嘴与肱骨内上髁之间凹陷处，左右各1穴。

外关
在前臂背侧，当阳池与肘尖的连线上，腕背横纹上2寸，尺骨与桡骨之间，左右各1穴。

合谷
在手背，第1、第2掌骨间，当第2掌骨桡侧的中点处，左右各1穴。

阳谷
在腕背横纹尺侧端，当尺骨茎突与三角骨之间的凹陷处，左右各1穴。

天井
在上臂外侧，尺骨鹰嘴上1寸凹陷中，左右各1穴。

肘髎
在臂外侧，屈肘，曲池上方1寸，当肱骨边缘处，左右各1穴。

曲池
在肘横纹外侧端，屈肘，当尺泽与肱骨外上髁连线中点，左右各1穴。

手阳明经筋证（网球肘）

1. 加针刺曲池、肘髎、手三里。　2. 加针刺合谷。

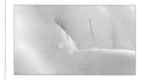 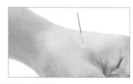

手太阳经筋证（高尔夫球肘）

1. 加针刺阳谷。

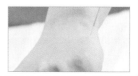

2. 加针刺小海。

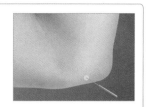

手少阳经筋证（学生肘或矿工肘）

1. 加针刺外关。

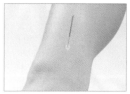

2. 加针刺天井。

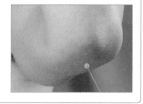

【医师提示】

①针灸治疗肘劳有很好的临床疗效。

②临床上网球肘最常见，是肱骨外上髁处附着的前臂腕伸肌总腱的慢性损伤性肌筋膜炎；近年来高尔夫球肘也逐渐出现，是肱骨内上髁处附着的前臂腕屈肌腱的慢性损伤性肌筋膜炎；学生肘或矿工肘是尺骨鹰嘴处附着肌腱的慢性劳损，根据压痛点较易区别。

腰痛

【概述】

腰痛又称"腰脊痛"，是以自觉腰部疼痛为主症的一类病证，常见于西医的腰部软组织损伤、风湿、腰椎病变及部分内脏病变，主要与感受外邪、跌扑损伤和劳欲太过等因素有关。

从经脉循行上看，主要归足太阳膀胱经、督脉、带脉和肾经（贯脊属肾）所主，故腰脊部经脉、经筋、络脉不通和失荣是腰痛的主要病机。

功效　活血通经。

扫一扫 看视频

【步骤】

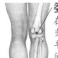

委中
在腘横纹中点，当股二头肌腱与半腱肌肌腱的中间，左右各1穴。

大肠俞
在腰部，当第4腰椎棘突下，旁开1.5寸，左右各1穴。

腰眼
在腰部，当第4腰椎棘突下，旁开约3.5寸凹陷中。

1. 针刺委中，用泻法。

注意

避开血管，避免强刺激。

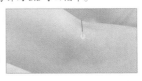

2. 针刺腰眼、大肠俞、阿是穴，用泻法。

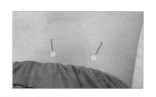

【辨证加减】

命门
在腰部，后正中线上，第2腰椎棘突下凹陷中。

肾俞
在腰部，当第2腰椎棘突下，旁开1.5寸，左右各1穴。

志室
在腰部，第2腰椎棘突下，旁开3寸，左右各1穴。

腰阳关
在腰部，后正中线上，第4腰椎棘突下凹陷中。

寒湿腰痛

加针刺腰阳关。

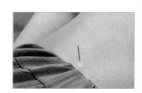

肾虚腰痛

1. 加针刺肾俞、命门。

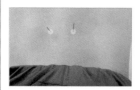

2. 加针刺志室。

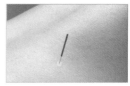

扭伤

【概述】

扭伤是指四肢关节或躯体部的软组织（如肌肉、肌腱、韧带、血管等）损伤，而无骨折、脱臼、皮肉破损等情况。临床主要表现为损伤部位疼痛、肿胀和关节活动受限，多发于腰、踝、膝、肩、腕、肘、髋等关节。多由剧烈运动、不慎跌扑、牵拉和过度扭转等原因，引起某一部位的皮肉筋脉受损，以致经络不通，经气运行受阻，瘀血壅滞局部而成。

功效　祛瘀消肿，通络止痛。

本病针灸时，以受伤局部腧穴为主。因为手足同名经脉气相通，故关节扭伤还可应用手足同名经取穴法，又称关节对应取穴法（即踝关节与腕关节对应，膝关节与肘关节对应，髋关节与肩关节对应），治疗关节扭伤的疗效甚捷。

腰部

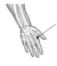

三间

在示指（食指）桡侧第2掌指关节后凹陷处，左右各1穴。

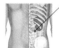

肾俞
在腰部，当第2腰椎棘突下，旁开1.5寸，左右各1穴。

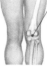

委中
在腘横纹中点，当股二头肌肌腱与半腱肌肌腱的中间，左右各1穴。

手三里
在前臂背面桡侧，当阳溪与曲池连线上，肘横纹下2寸，左右各1穴。

后溪
在手掌尺侧，第5掌指关节后的掌横纹头赤白肉际处，左右各1穴。

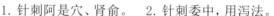

【步骤】

1. 针刺阿是穴、肾俞。

2. 针刺委中，用泻法。

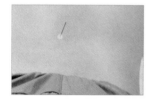

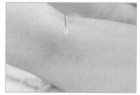

》腰部正中扭伤病在督脉

1. 针刺后溪。

2. 针刺手三里。

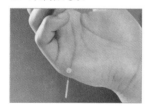

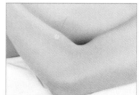

3. 针刺三间。

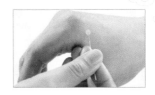

踝部

丘墟
在外踝前下方，趾长伸肌腱的外侧凹陷中，左右各1穴。

解溪
在踝部，足背踝关节横纹中央凹陷处，当踇长伸肌腱与趾长伸肌腱之间，左右各1穴。

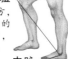

申脉
在足外侧部，外踝正下方凹陷中，左右各1穴。

阳谷
在腕背横纹尺侧端，当尺骨茎突与三角骨之间的凹陷处，左右各1穴。

养老
在前臂，当尺骨茎突桡侧骨缝凹陷中，左右各1穴。

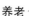

【**步骤**】

1. 针刺阿是穴、申脉，用泻法。

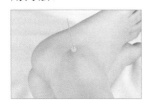

2. 针刺丘墟，用泻法。

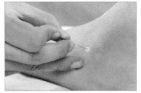

3. 针刺解溪，用泻法。

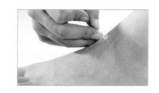

》踝关节外侧昆仑、申脉处扭伤

针刺养老、阳谷。

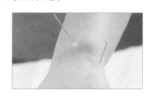

膝部

血海

屈膝，在髌骨内上缘上2寸，当股四头肌内侧头的隆起处，左右各1穴。

膝阳关

在膝部，阳陵泉上3寸，股骨外上髁外上方凹陷中，左右各1穴。

尺泽

在肘部横纹上，肱二头肌腱的桡侧缘凹陷中，左右各1穴。

梁丘

在髂前上棘与髌骨外上缘连线上，髌骨外上缘上2寸，左右各1穴。

阴陵泉

在小腿内侧，胫骨内侧髁下方凹陷处，左右各1穴。

【步骤】

针刺膝阳关、梁丘，用泻法。

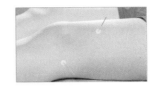

》膝内侧扭伤

针刺血海、阴陵泉。

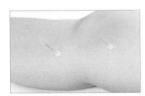

》膝关节内上侧扭伤

针刺尺泽。

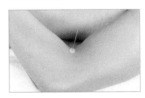

--- 肩部 ---

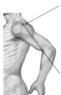

肩髎

在肩部，肩髃后方，当臂外展时，于肩峰后下方呈现凹陷处，左右各1穴。

肩髃

在肩部，三角肌上，臂外展或向前平伸时，当肩峰前下方凹陷处，左右各1穴。

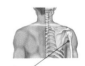

肩贞

在肩关节后下方，臂内收时腋后纹头上1寸，左右各1穴。

针刺阿是穴、肩髃、
肩髎、肩贞，用泻法。

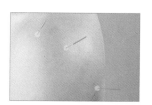

肘部

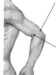

天井
在上臂外侧，尺骨鹰嘴上
1寸凹陷中，左右各1穴。

曲池
在肘横纹外侧端，屈肘，
当尺泽与肱骨外上髁连线
中点，左右各1穴。

小海
在肘内侧，当尺骨鹰
嘴与肱骨内上髁之间
凹陷处，左右各1穴。

【步骤】

1. 针刺阿是穴、曲池，
用泻法。

2. 针刺小海、天井，
用泻法。

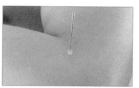

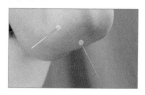

腕部

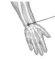

阳池
在腕背横纹中，当指伸肌腱的尺侧
缘凹陷处，左右各1穴。

阳谷

在腕背横纹尺侧端，当尺骨茎突与三角骨之间的凹陷处，左右各1穴。

【步骤】

针刺阿是穴、阳池、阳谷，用泻法。

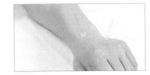

髋部

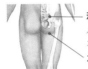

秩边

在臀部，第4骶椎棘突下，旁开3寸，左右各1穴。

承扶

在臀横纹的中点，左右各1穴。

【步骤】

1. 针刺阿是穴、秩边，用泻法。

2. 针刺承扶，用泻法。

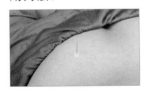

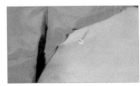

【针灸注意】

①先刺远端腧穴，再刺局部腧穴。

②陈旧性损伤可用灸法。

痹病

【概述】

　　痹病是由风、寒、湿、热等邪引起的以肢体关节、肌肉酸痛、麻木、重着、屈伸不利，甚或关节肿大灼热等为主症的一类病证。主要包括西医学的风湿热（风湿性关节炎）、类风湿关节炎、骨性关节炎等。风寒湿热之邪侵入机体，痹阻关节、肌肉、筋络，导致气血痹阻不通，产生本病。

功效　　通痹止痛。

【步骤】

大椎

在颈部，后正中线上，第7颈椎棘突下凹陷中。

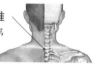

针刺阿是穴、大椎，用泻法或平补平泻法。

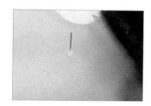

【针灸注意】

可以根据痹阻部位循经配穴。

【辨证加减】

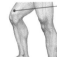

血海
屈膝，在髌骨内上缘上2寸，当股四头肌内侧头的隆起处，左右各1穴。

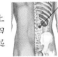

肾俞
在腰部，当第2腰椎棘突下，旁开1.5寸，左右各1穴。

曲池
在肘横纹外侧端，屈肘，当尺泽与肱骨外上髁连线中点，左右各1穴。

阴陵泉
在小腿内侧，胫骨内侧髁下方凹陷处，左右各1穴。

足三里
在小腿前外侧，犊鼻下3寸，胫骨前缘外一横指处（中指），左右各1穴。

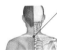

大椎
在颈部，后正中线上，第7颈椎棘突下凹陷中。

关元
在下腹部，前正中线上，脐下3寸。

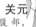
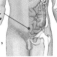

痛痹

1. 加针刺肾俞。

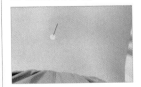

2. 加针刺关元。

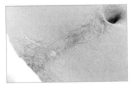

行痹

加针刺血海。

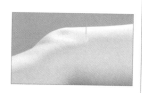

着痹

1. 加针刺阴陵泉。

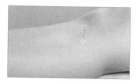

2. 加针刺足三里。

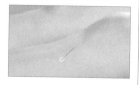

热痹

1. 加针刺大椎。

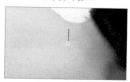

2. 加针刺曲池。

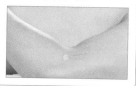

【医师提示】

　　本病应注意排除骨结核、肿瘤，以免延误病情。患者平时应注意关节的保暖，避免风寒湿邪侵袭。

蛇串疮

【概述】

蛇串疮是以皮肤突发簇集状，呈带状分布的皮疹，多发生于身体一侧，并伴有烧灼刺痛为主症的病证。疱疹累如串珠，状如蛇形，故名"蛇串疮"，又称为"蛇丹""蛇窠疮""蜘蛛疮""火带疮""缠腰火丹"等，多发生于腰腹、胸背及颜面部，多与肝郁化火、过食辛辣厚味、感受火热时毒有关，相当于西医学的带状疱疹。

功效　泻火解毒，清热利湿。

【步骤】

隐白

在足大趾内侧，趾甲角旁0.1寸，左右各1穴。

大敦

在足大趾外侧，趾甲根角旁约0.1寸，左右各1穴。

1. 采用疱疹局部围针法，在疱疹带的头、尾各刺一针，两旁则根据疱疹带的大小选取1～3点，向疱疹带中央沿皮平刺，用泻法。

2. 选疱疹局部、相应夹脊穴，用三棱针将疱疹一一点破，出尽血水，相应夹脊穴点刺出血，刺血后可拔罐，隔日1次。

3. 针刺大敦。

4. 针刺隐白，用三棱针点刺出血。

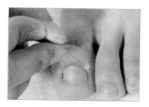
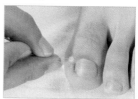

【针灸注意】

叩刺及点刺局部和穴位，若手法重而出血者，应进行清洁和消毒，注意防止感染。

【辨证加减】

行间

在足背，当第1、2趾间趾蹼缘的后方赤白肉际处，左右各1穴。

内庭

在足背，第2、3趾间缝纹端，左右各1穴。

大敦

在足大趾外侧，趾甲根角旁约0.1寸，左右各1穴。

隐白

在足大趾内侧，趾甲角旁0.1寸，左右各1穴。

血海

屈膝，在髌骨内上缘上2寸，当股四头肌内侧头的隆起处，左右各1穴。

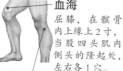

阳陵泉

在小腿外侧，腓骨小头前下方凹陷中，左右各1穴。

天枢

在腹部，脐中旁开2寸，左右各1穴。

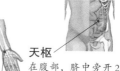

神门

在腕横纹尺侧端，尺侧腕屈肌腱的桡侧凹陷处，左右各1穴。

肝经郁火

1. 加针刺行间。

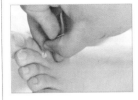

2. 加针刺大敦。

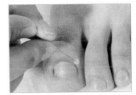

3. 加针刺阳陵泉。

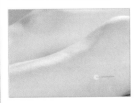

脾经湿热

1. 加针刺血海。

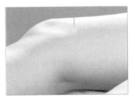

2. 加针刺隐白。

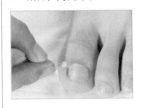

3. 加针刺内庭。

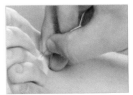

便秘

加针刺天枢。

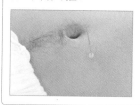

心烦

加针刺神门。

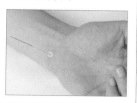

【 医师提示 】

①针灸治疗本病有较好效果，对疱疹后遗神经痛者也有较好的止痛效果，能促进疱疹吸收和结痂，缩短病程。

②若配合中药内服外敷，效果更好。

③注意休息，加强营养，治疗期间忌食辛辣、油腻、鱼虾等发物，饮食清淡，注意保暖，勿受寒凉，保持皮肤区的卫生。

④严格无菌操作，防止继发性感染、交叉感染，合并化脓感染者须外科处理。

湿疹

【概述】

湿疹是以皮肤表皮及真皮浅层皮损呈丘疹、疱疹、渗出、肥厚等多形性损害，并反复发作为临床表现的疾病，分急性、亚急性、慢性三期。急性期具渗出倾向，慢性期则浸润、肥厚。本病属中医学"湿疮"范畴，其发生，内因主要与体质、情志、脏腑功能失调有关，外因主要与风、湿、热邪及饮食不当有关，湿邪是主要因素。

功效　清热利湿。

【步骤】

曲池

在肘横纹外侧端，屈肘，当尺泽与肱骨外上髁连线中点，左右各1穴。

阴陵泉

在小腿内侧，胫骨内侧髁下方凹陷处，左右各1穴。

风市

在大腿外侧正中，腘横纹上7寸，左右各1穴。

血海

屈膝，在髌骨内上缘上2寸，当股四头肌内侧头的隆起处，左右各1穴。

大椎

在颈部，后正中线上，第7颈椎棘突下凹陷中。

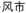

大杼

在背部，当第1胸椎棘突下，旁开1.5寸，左右各1穴。

1. 针刺双侧曲池，留针 30 分钟。

2. 针刺双侧血海、阴陵泉，留针 30 分钟。

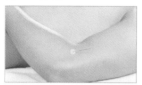 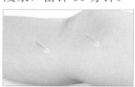

3. 针刺患部阿是穴、风市，留针 30 分钟。

4. 针后可配合皮肤针，叩刺大椎、大杼，至皮肤潮红为度。

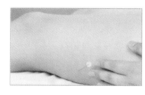 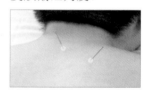

5. 针后可配合穴位注射，用当归注射液或苦参注射液。

【针灸注意】

注意皮肤有感染、溃疡、瘢痕或肿瘤的部位，不宜针刺。

【辨证加减】

脾俞
在背部，当第 11 胸椎棘突下，旁开 1.5 寸，左右各 1 穴。

合谷

在手背，第1、第2掌骨间，当第2掌骨桡侧的中点处，左右各1穴。

足三里

在小腿前外侧，犊鼻下3寸，胫骨前缘外一横指处（中指），左右各1穴。

内庭

在足背，第2、3趾间缝纹端，左右各1穴。

三阴交

在小腿内侧，内踝尖直上3寸，胫骨内侧面后缘，左右各1穴。

尺泽

在肘部横纹上，肱二头肌腱的桡侧缘凹陷中，左右各1穴。

蠡沟

在小腿内侧，内踝尖上5寸，胫骨内侧面的中央，左右各1穴。

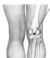

曲泉

在膝内侧横纹头上方，半腱肌、半膜肌止端的前缘凹陷中，左右各1穴。

委中

在腘横纹中点，当股二头肌腱与半腱肌肌腱的中间，左右各1穴。

风池

在项部，当枕骨之下，与风府相平，胸锁乳突肌与斜方肌上端之间的凹陷处，左右各1穴。

颧髎

在面部，目外眦直下，颧骨下缘凹陷处，左右各1穴。

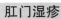

肛门湿疹

加针刺长强。

长强

在尾骨尖端下，当尾骨尖端与肛门连线的中点处。

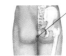

湿热浸淫

1. 加针刺合谷。

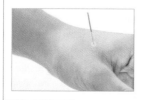

2. 加针刺内庭。

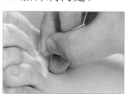

脾虚湿蕴

1. 加针刺足三里。

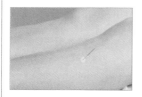

2. 加针刺脾俞。

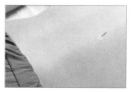

血虚风燥

加针刺三阴交。

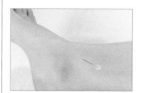

阴囊湿疹

加针刺曲泉、蠡沟。

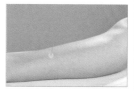

肘膝窝湿疹

1. 加针刺尺泽。

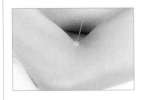

2. 加针刺委中。

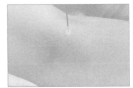

面部湿疹

1. 加针刺风池。

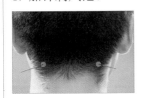

2. 加针刺颧髎。

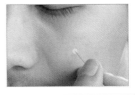

【 医师提示 】

①针灸治疗本病有较好效果，但部分慢性发作者较难根除。

②注意避风寒，忌食鱼虾等过敏性食物，远离过敏原，避免精神紧张、过度劳累。

斑秃

【概述】

斑秃又称"圆秃"，是一种突然发生的头部局限性脱发，严重者头发可全部脱落。一般认为本病属自身免疫性疾病，与高级神经活动障碍有关，也可能与内分泌障碍、局部病灶感染、中毒、遗传因素等有关。中医学认为，发为血之余。肾主精，其华在发，故毛发全赖精血充养而生长。本病多由肝肾不足、精血亏虚、脾胃虚弱、肝气郁结而致。

功效　养血祛风，活血化瘀。

【步骤】

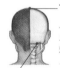

百会

在头顶，当前发际正中直上5寸，后发际正中直上7寸。

风池

在项部，当枕骨之下，与风府相平，胸锁乳突肌与斜方肌上端之间的凹陷处，左右各1穴。

太渊

在掌后腕横纹桡侧，桡动脉的桡侧凹陷中，左右各1穴。

膈俞

在背部，当第7胸椎棘突下，旁开1.5寸，左右各1穴。

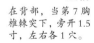

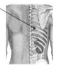

1. 以督脉和患部腧穴为主，从脱发区病灶部位四周向中心沿皮刺，也可用梅花针叩刺，以局部发红为度。

2. 针刺百会。

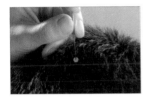

3. 针刺风池。

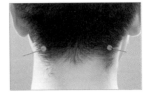

4. 针刺太渊。

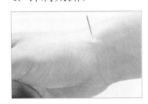

5. 加针刺膈俞。

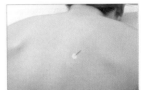

【辨证加减】

肝俞

在背部,当第9胸椎棘突下,旁开1.5寸,左右各1穴。

肾俞

在腰部,当第2腰椎棘突下,旁开1.5寸,左右各1穴。

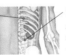

神门

在腕横纹尺侧端,尺侧腕屈肌腱的桡侧凹陷处,左右各1穴。

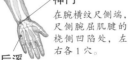

后溪

在手掌尺侧,第5掌指关节后的掌横纹头赤白肉际处,左右各1穴。

上星

在头部正中线上,额前部发际正中直上1寸,囟会前1寸。

三阴交

在小腿内侧,内踝尖直上3寸,胫骨内侧面后缘,左右各1穴。

太溪

在足部,内踝尖与跟腱之间的凹陷处,左右各1穴。

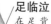

足临泣

在足背外侧,第4、5跖骨底结合部的前方,小趾伸肌腱外侧凹陷处,左右各1穴。

申脉

在足外侧部,外踝正下方凹陷中,左右各1穴。

外关

在前臂背侧,当阳池与肘尖的连线上,腕背横纹上2寸,尺骨与桡骨之间,左右各1穴。

合谷

在手背,第1、第2掌骨间,当第2掌骨桡侧的中点处,左右各1穴。

四神聪

在头顶,当百会前后左右各1寸,共4穴。

率谷

在头部,耳尖直上,入发际1.5寸,左右各1穴。

太冲

在足背,第1、2跖骨结合部之前方凹陷中,左右各1穴。

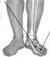

内庭

在足背,第2、3趾间缝纹端,左右各1穴。

曲池

在肘横纹外侧端,屈肘,当尺泽与肱骨外上髁连线中点,左右各1穴。

天柱

后发际正中直上0.5寸,旁开1.3寸,当斜方肌外缘凹陷中,左右各1穴。

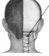

肝肾不足

1. 加针刺肝俞、肾俞。

2. 加针刺太溪。

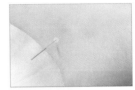

失眠

1. 加针刺神门。

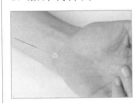

2. 加针刺三阴交。

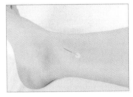

血热生风

加针刺曲池。

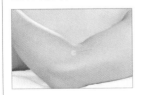

病灶在前头

1. 加针刺上星。

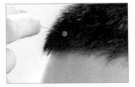

2. 加针刺合谷。	3. 加针刺内庭。
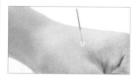	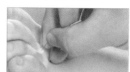

病灶在侧头

1. 加针刺率谷。	2. 加针刺外关。
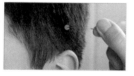	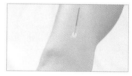

3. 加针刺足临泣。

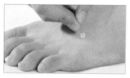

病灶在头顶

1. 加针刺四神聪。	2. 加针刺太冲。
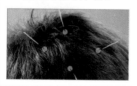	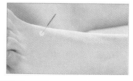

病灶在后头

1. 加针刺天柱。

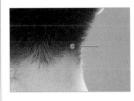

2. 加针刺后溪。

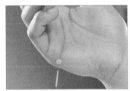

3. 加针刺申脉。

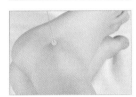

【针灸注意】

膈俞、肝俞、肾俞不可直刺、深刺。

【医师提示】

①针灸治疗本病有较好的疗效。但对"全秃"疗效欠佳。

②宜保持心情舒畅，忌烦恼、悲观、忧愁。

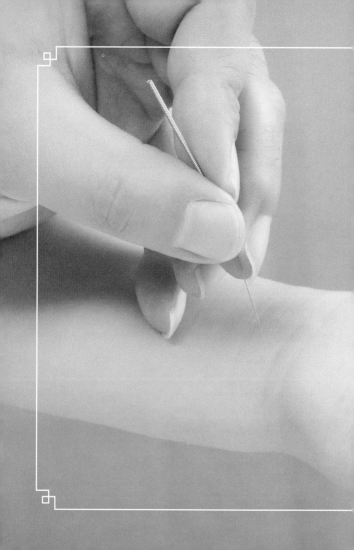

第四章

针灸治疗妇儿科疾病

月经不调

【概述】

　　月经不调是以月经周期异常为主症的月经病，临床有月经先期、月经后期和月经先后无定期几类，与肾、肝、脾三脏及冲、任二脉关系密切。月经先期又称"经早"，多由过食辛辣、情志抑郁、久病阴亏、劳倦过度，脾虚而引起；月经后期又称"经迟"，有实有虚，实者多由寒凝血瘀、气郁血滞引起，虚者多因营血亏损、阳气虚衰而致；月经先后无定期又称"经乱"，多由肝气郁滞、肾气虚衰所致。

功效

　　月经先期：清热调经。

　　月经后期：温经散寒，和血调经。

　　月经先后无定期：调补肝肾。

【步骤】

月经先期

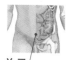

血海

屈膝，在髌骨内上缘上 2 寸，当股四头肌内侧头的隆起处，左右各 1 穴。

关元

在下腹部，前正中线上，脐下 3 寸。

三阴交

在小腿内侧，内踝尖直上 3 寸，胫骨内侧面后缘，左右各 1 穴。

1. 以针刺任脉、足太阴经穴为主。

2. 针刺关元，用平补平泻法。

3. 针刺三阴交，用平补平泻法。

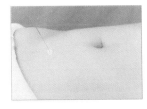

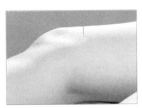

4. 针刺血海，用泻法。

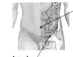

月经后期

气海
在下腹部，前正中线上，脐下1.5寸。

归来
脐下4寸，前正中线旁开2寸，左右各1穴。

三阴交
在小腿内侧，内踝尖直上3寸，胫骨内侧面后缘，左右各1穴。

1. 以针刺任脉、足太阴、足阳明经穴为主。

2. 针刺气海，用补法，也可用灸法。

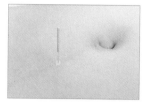

3. 针刺三阴交，用补法，也可用灸法。

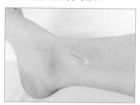

4. 针刺归来，用补法，也可用灸法。

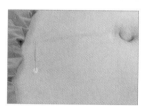

月经先后无定期

肝俞

在背部，当第9胸椎棘突下，旁开1.5寸，左右各1穴。

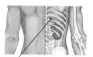

三阴交

在小腿内侧，内踝尖直上3寸，胫骨内侧面后缘，左右各1穴。

归来

脐下4寸，前正中线旁开2寸，左右各1穴。

关元

在下腹部，前正中线上，脐下3寸。

1. 以针刺任脉、足太阴经穴为主。

2. 针刺中极，用补法，可加艾条灸。

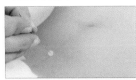

3. 针刺三阴交，用补法。

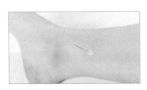

【针灸注意】

针刺关元、中极时注意针刺的深度，避免刺伤膀胱，切勿膀胱充盈时深刺，必要时嘱患儿排尿后施术。

【辨证加减】

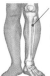

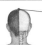

百会

在头顶，当前发际正中直上 5 寸，后发际正中直上 7 寸。

肺俞

在背部，当第 3 胸椎棘突下，旁开 1.5 寸，左右各 1 穴。

肾俞

在腰部，当第 2 腰椎棘突下，旁开 1.5 寸，左右各 1 穴。

足三里

在小腿前外侧，犊鼻下 3 寸，胫骨前缘外一横指处（中指），左右各 1 穴。

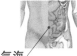

气海

在下腹部，前正中线上，脐下 1.5 寸。

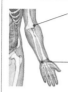

尺泽
在肘部横纹上，肱二头肌腱的桡侧缘凹陷中，左右各1穴。

神门
在腕横纹尺侧端，尺侧腕屈肌腱的桡侧凹陷处，左右各1穴。

肾阳虚

加针刺肾俞。

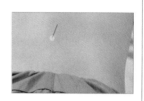

脾肺气虚

1. 加针刺气海。

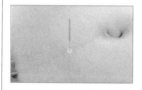

2. 加针刺尺泽。

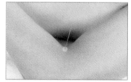

3. 加针刺肺俞。

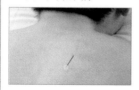

4. 加针刺足三里。

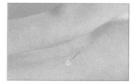

心肾不交

1. 加针刺百会。　　2. 加针刺神门。

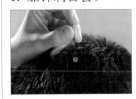 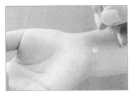

【医师提示】

　　①针灸治疗遗尿疗效较好，但对器质性病变引起者，应治疗其原发病。

　　②解除患儿心理负担，培养良好习惯，避免过度疲劳，晚间适当限制进水量。

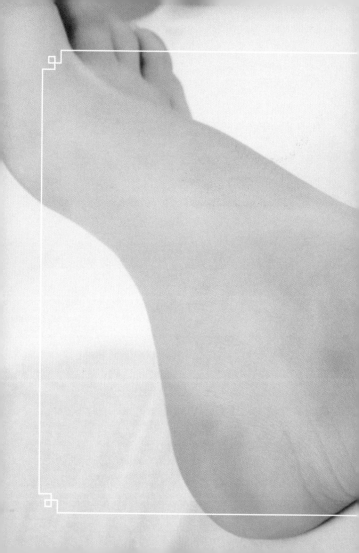

第五章

针灸治疗男科疾病

遗精

【概述】

遗精是指不因性生活而精液频繁遗泄的病症，又称"失精"。有梦而遗，称为"梦遗"；无梦而遗，甚至清醒时精液流出，称为"滑精"。常见于西医学的男子性功能障碍、前列腺炎、神经衰弱、精囊炎及睾丸炎等疾病。遗精病位在肾，多由肾气不能固摄所致。

功效　补虚固本，护肾摄精。

【步骤】

针中

气海
在下腹部，前正中线上，脐下 1.5 寸。

会阴
男性在阴囊根部与肛门连线的中点处；女性在大阴唇后联合与肛门连线的中点处。

关元
在下腹部，前正中线上，脐下 3 寸。

三阴交
在小腿内侧，内踝尖直上 3 寸，胫骨内侧面后缘，左右各 1 穴。

次髎
在骶部，正对第 2 骶后孔中，约当髂后上棘与后正中线之间，左右各 1 穴。

肾俞
在腰部，当第 2 腰椎棘突下，旁开 1.5 寸，左右各 1 穴。

1. 针刺会阴，留针 15 分钟。

2. 针刺关元、气海，留针 15 分钟。

3. 针刺三阴交，留针 15 分钟。

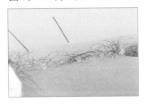

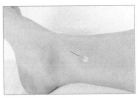

4. 针刺肾俞，留针 15 分钟。

5. 针刺次髎，留针 15 分钟。

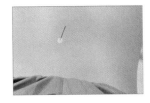

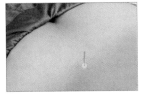

—— 针后 ——

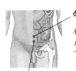

气海
在下腹部，前正中线上，脐下 1.5 寸。

关元
在下腹部，前正中线上，脐下 3 寸。

1. 在气海加艾灸。

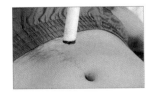

2. 在关元加艾灸。

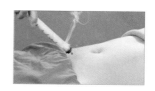

【针灸注意】

①针刺气海、关元应掌握针刺深度，以免伤及膀胱。

②艾灸时注意操作技巧，避免烫伤。

【辨证加减】

肾虚不固、心脾两虚

针灸并用，用补法。

阴虚火旺

只针不灸，用补法或平补平泻。

湿热下注

只针不灸，用泻法。

【医师提示】

①针灸治疗本病可获得满意疗效。对于器质性疾病引起者应同时治疗原发病。

②遗精多属功能性，在治疗的同时应消除思想顾虑。

③节制性欲，杜绝手淫；禁看淫秽书刊和黄色录像。

阳痿

【概述】

阳痿又称"阴痿"，是指男子未到性功能衰退年龄，出现性生活中阴茎不能勃起或勃起不坚，影响正常性生活的病证。常见于西医学的男子性功能障碍及某些慢性虚弱疾病。本病的发生与肾、肝、心、脾的功能失调密切相关，多因房事不节、过于劳累、惊恐伤肾、心脾两虚、湿热下注而致。

功效 益气养血，温肾壮阳。

【步骤】

气海

在下腹部，前正中线上，脐下1.5寸。

关元

在下腹部，前正中线上，脐下3寸。

中极

在下腹部，前正中线上，脐下4寸。

三阴交

在小腿内侧，内踝尖直上3寸，胫骨内侧面后缘，左右各1穴。

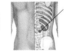

肾俞

在腰部，当第2腰椎棘突下，旁开1.5寸，左右各1穴。

1. 针刺关元，针尖向下斜刺，使针感向前阴传导。

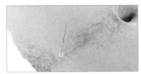

2. 针刺中极，针尖向下斜刺，力求针感向前阴传导。

3. 针刺肾俞。

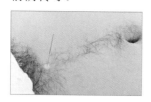

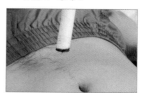

4. 针刺三阴交。

5. 艾灸气海。

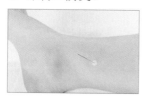

【针灸注意】

　　①针刺关元、中极应注意针刺深度，不宜刺之过深，避免刺伤膀胱。

　　②艾灸时注意安全操作，避免烫伤。

【辨证加减】

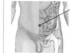

气海
在下腹部，前正中线上，脐下1.5寸。

百会
在头顶，当前发际正中直上5寸，后发际正中直上7寸。

210

脾俞

在背部，当第11胸椎棘突下，旁开1.5寸，左右各1穴。

心俞

在背部，当第5胸椎棘突下，旁开1.5寸，左右各1穴。

命门

在腰部，后正中线上，第2腰椎棘突下凹陷中。

志室

在腰部，第2腰椎棘突下，旁开3寸，左右各1穴。

神门

在腕横纹尺侧端，尺侧腕屈肌腱的桡侧凹陷处，左右各1穴。

阴陵泉

在小腿内侧，胫骨内侧髁下方凹陷处，左右各1穴。

足三里

在小腿前外侧，犊鼻下3寸，胫骨前缘外一横指处（中指），左右各1穴。

命门火衰

1. 加针刺命门。

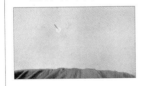

2. 针刺志室。

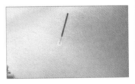

心脾两虚

3. 针刺气海。

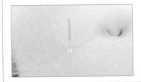

1. 加针刺心俞。

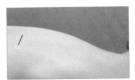

2. 加针刺脾俞。

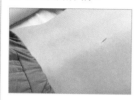

3. 加针刺足三里。

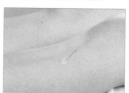

惊恐伤肾

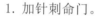

1. 加针刺命门。

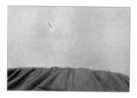

2. 加针刺百会。

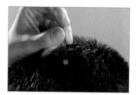

3. 加针刺神门。

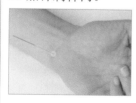

湿热下注

加针刺阴陵泉。

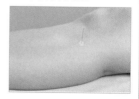

早泄

【概述】

　　早泄是指阴茎插入不到 1 分钟甚至刚触及阴道口便发生射精，不能进行正常性交的病症。常见于西医学的男子性功能障碍。本病常因房事不节或手淫过度，致肾气亏虚、肾阴不足、相火妄动或湿热下注、流于阴器；肝气郁结、疏泄失职；或大病、久病、思虑过度，致心脾两虚、肾失封藏、固摄无权而引起。

功效　　调养肝脾，补肾固精。

【步骤】

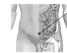

关元
在下腹部，前正中线上，脐下 3 寸。

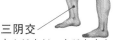

三阴交
在小腿内侧，内踝尖直上 3 寸，胫骨内侧面后缘，左右各 1 穴。

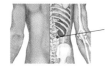

肾俞
在腰部，当第 2 腰椎棘突下，旁开 1.5 寸，左右各 1 穴。

1. 针刺关元。

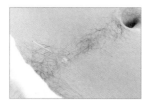

2. 针刺三阴交。

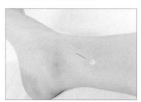

3. 针刺肾俞。

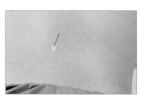

【辨证加减】

脾俞
在背部，当第 11
胸椎棘突下，旁开
1.5 寸，左右各 1 穴。

命门
在腰部，后正中线
上，第 2 腰椎棘突
下四陷中。

心俞
在背部，当第 5 胸椎棘突下，
旁开 1.5 寸，左右各 1 穴。

肾俞
在腰部，当第 2 腰椎棘突下，
旁开 1.5 寸，左右各 1 穴。

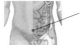

关元
在下腹部，前正中线
上，脐下 3 寸。

太溪

在足部，内踝尖与跟腱之间的凹陷处，左右各1穴。

照海

在内踝尖下1寸，内踝下缘边际凹陷中，左右各1穴。

太冲

在足背，第1、2跖骨结合部之前方凹陷中，左右各1穴。

阴陵泉

在小腿内侧，胫骨内侧髁下方凹陷处，左右各1穴。

行间

在足背，当第1、2趾间趾蹼缘的后方赤白肉际处，左右各1穴。

肾虚不固

1. 加针刺命门。

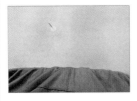

2. 加针刺太溪。

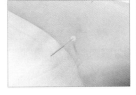

3. 加艾灸关元。

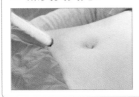

4. 艾灸肾俞。

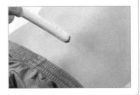

心脾两虚

1. 加针刺心俞。

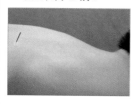

2. 加针刺脾俞。

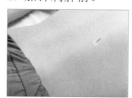

肝经湿热

1. 加针刺阴陵泉。

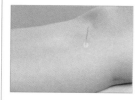

2. 加针刺行间。

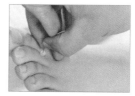

肝郁气滞

1. 加针刺太冲。

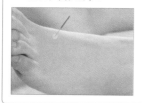

2. 加针刺行间。

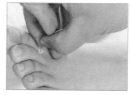

阴虚火旺

加针刺太溪、照海。

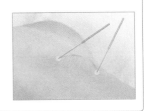

【针灸注意】

①针刺关元时注意针刺深度，避免刺伤膀胱。

②艾灸时注意避免烫伤。

【医师提示】

①针灸治疗本病有一定疗效。

②治疗期间节制房事。

③克服悲观情绪，消除思想顾虑，树立起自信心。

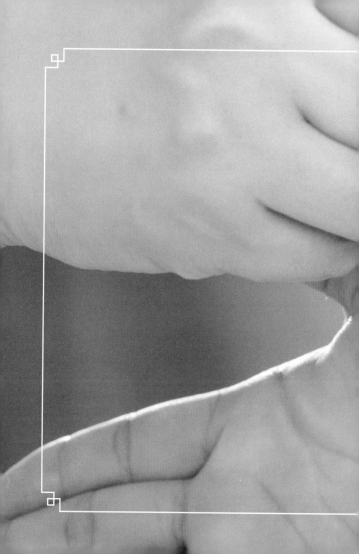

第六章

针灸治疗五官科疾病

目赤肿痛

【概述】

　　目赤肿痛为多种眼疾患中的一个急性症状。古代文献称本病为"风热眼""暴风客热""天行赤眼"等。常见于西医学的急性结膜炎、假性结膜炎等。中医认为多因外感风热时邪，侵袭目窍，火郁不宣；或因肝胆火盛，循经上扰，以致经脉闭阻，血壅气滞。

功效　　清泄风热，消肿定痛。

【步骤】

合谷

在手背，第1、第2掌骨间，当第2掌骨桡侧的中点处，左右各1穴。

太冲
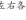
在足背，第1、2跖骨结合部之前方凹陷中，左右各1穴。

风池

在项部，当枕骨之下，与风府相平，胸锁乳突肌与斜方肌上端之间的凹陷处，左右各1穴。

太阳

在头部，当眉梢与目外眦之间，向后约一横指的凹陷处，左右各1穴。

1. 针刺合谷，留针20～30分钟。

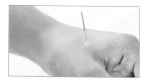

2. 针刺太冲，留针20 ～ 30分钟。

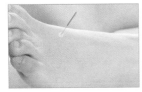

3. 针刺风池，用泻法，留针20 ～ 30分钟。

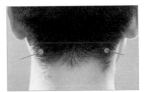

4. 针刺太阳，用泻法，可点刺放血，留针20 ～ 30分钟。

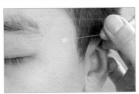

【针灸注意】

针具应严格消毒，以防止感染。

【辨证加减】

少商
在手拇指末节桡侧，距指甲角0.1寸，左右各1穴。

行间
在足背，当第1、2趾间趾蹼缘的后方赤白肉际处，左右各1穴。

上星
在头部正中线上，额前部发际正中直上1寸，囟会前1寸。

外感风热

1. 加针刺少商。

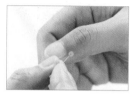

2. 加针刺上星。

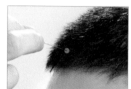

肝胆火盛

加针刺行间。

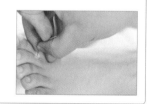

【 医师提示 】

本病为眼科常见的急性传染病，常可引起流行，往往双眼同时发病，好发于春秋季节，患本病后应注意眼卫生，睡眠要足，减少视力活动。戒怒戒房劳，勿食辛辣食物。

耳鸣、耳聋

【概述】

耳聋、耳鸣是指听觉异常的两种症状。耳鸣是以自觉耳内鸣响为主症；耳聋是以听力减退或听力丧失为主症，耳聋往往由耳鸣发展而来，两者在病因病机及针灸治疗方面大致相同，故合并叙述。多见于西医的先天性耳聋、中耳炎、听神经病变、高血压和某些药物中毒引起的耳聋。本症的发生，可分为虚实两类。

功效　实证：清肝泻火，疏通耳窍。
　　　　虚证：益肾养窍。

【步骤】

》实证

听会

在面部，耳屏间切迹前，下颌骨髁状突后缘，张口凹陷处，左右各1穴。

翳风

在耳垂后方，乳突下端前方凹陷中，左右各1穴。

1. 以针刺足少阳、手少阳经穴为主。

2. 针刺翳风，用泻法，留针 20 ～ 30 分钟。

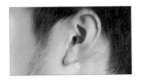

3. 针刺听会，用泻法，留针 20 ～ 30 分钟。

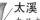

》虚证

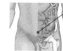

关元
在下腹部，前正中线上，脐下 3 寸。

太溪
在足部，内踝尖与跟腱之间的凹陷处，左右各 1 穴。

听宫
在面部，耳屏前，下颌骨髁状突的后方，张口时呈凹陷处，左右各 1 穴。

照海
在内踝尖下 1 寸，内踝下缘边际凹陷中，左右各 1 穴。

1. 以针刺足少阴、手太阳经穴为主。

2. 针刺关元，用泻法，留针 20 ～ 30 分钟。

3. 针刺太溪、照海，用泻法，留针 20 ～ 30 分钟。

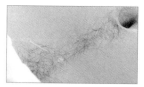

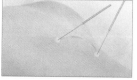

4. 针刺听宫，用泻法，留针 20 ～ 30 分钟。

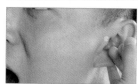

【针灸注意】

针具应严格消毒，以防止感染。

【辨证加减】

太冲

在足背部，第1、2跖骨结合部之前方凹陷中，左右各1穴。

丘墟

在外踝前下方，趾长伸肌腱的外侧凹陷中，左右各1穴。

外关

在前臂背侧，当阳池与肘尖的连线上，腕背横纹上2寸，尺骨与桡骨之间，左右各1穴。

合谷

在手背，第1、第2掌骨间，当第2掌骨桡侧的中点处，左右各1穴。

肝俞

在背部，当第9胸椎棘突下，旁开1.5寸，左右各1穴。

肾俞

在腰部，当第2腰椎棘突下，旁开1.5寸，左右各1穴。

气海

在下腹部，前正中线上，脐下1.5寸。

实证

肝胆火盛

1. 加针刺太冲。

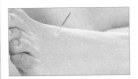

2. 加针刺丘墟。

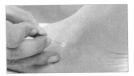

虚证

外感风邪

加针刺外关、合谷。

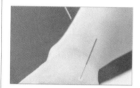

肝肾亏虚

加针刺肾俞、肝俞。

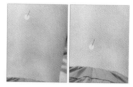

肾气不足

1. 加针刺肾俞。

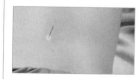

2. 加针刺气海。

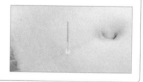

【医师提示】

　　①耳鸣与耳聋的发生，其原因很多，针灸对神经性耳鸣、耳聋效果好。

　　②治疗本病还可以结合自我按摩疗法。患者两双手掌紧按外耳道口，同时以四指反复敲击枕部或乳突部，继而手掌起伏，造成耳道内压力变化，使外耳道口有规律地开合。坚持每天早晚各做 3 ～ 5 分钟。

牙痛

【概述】

　　牙痛是指牙齿因各种原因引起的疼痛，为口腔疾患中常见的症状之一，可见于西医学的龋齿、牙髓炎、根尖周围炎和牙本质过敏等。中医认为牙痛主要与手、足阳明经和肾经有关。因手、足阳明经脉分别入下齿、上齿，大肠、胃腑积热，或风邪外袭经络，郁于阳明而化火，火邪循经上炎而发牙痛。肾主骨，齿为骨之余，肾阴不足，虚火上升亦可引起牙痛。

功效　　祛风泻火，通络止痛。

【步骤】

合谷
在手背，第1、第2掌骨间，当第2掌骨桡侧的中点处，左右各1穴。

地仓
在面部，口角旁开0.4寸处，上直对瞳孔，左右各1穴。

颊车
在面部，下颌角前上方约一横指，按之凹陷处，左右各1穴。

下关
在耳屏前，下颌骨髁状突前方，当颧弓与下颌切迹所形成的凹陷中，左右各1穴。

1. 以针刺手、足阳明经穴为主。

2. 针刺合谷，用泻法，行针 1 ～ 2 分钟。

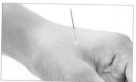

3. 针刺地仓，用泻法，行针 1 ～ 2 分钟。

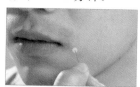

4. 针刺颊车，用泻法，行针 1 ～ 2 分钟。

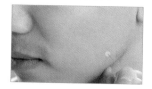

5. 针刺下关，用泻法，行针 1 ～ 2 分钟。

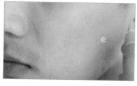

【针灸注意】

针具应严格消毒，以防止感染。

【辨证加减】

外关

在前臂背侧，当阳池与肘尖的连线上，腕背横纹上 2 寸，尺骨与桡骨之间，左右各 1 穴。

二间

在示指（食指）第 2 掌指关节前，桡侧凹陷处，左右各 1 穴。

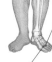

内庭

在足背，第 2、3 趾间缝纹端，左右各 1 穴。

行间

在足背，当第 1、2 趾间趾蹼缘的后方赤白肉际处，左右各 1 穴。

228

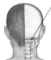

风池

在项部，当枕骨之下，与风府相平，胸锁乳突肌与斜方肌上端之间的凹陷处，左右各1穴。

太溪

在足部，内踝尖与跟腱之间的凹陷处，左右各1穴。

风火牙痛

1. 加针刺外关。

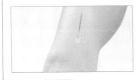

2. 加针刺风池。

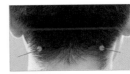

胃火牙痛

1. 加针刺内庭。

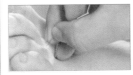

2. 加针刺二间。

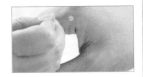

阴虚牙痛

1. 加针刺太溪，用补法。

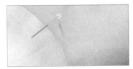

2. 加针刺行间，用泻法。

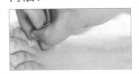

咽喉肿痛

【概述】

　　咽喉肿痛是口咽和喉咽部病变的主要症状，以咽喉部红肿疼痛、吞咽不适为特征，又称"喉痹"，见于西医学的急性扁桃体炎、急性咽炎和单纯性喉炎、扁桃体周围脓肿等。中医认为外感风热等邪熏灼肺系，或肺、胃二经郁热上壅，而致咽喉肿痛，属实热证；如肾阴不能上润咽喉，虚火上炎，亦可致咽喉肿痛，属阴虚证。

功效　实证：清热利咽，消肿止痛。
　　　虚证：滋阴降火，养阴清热。

【步骤】

》》实证

少商
在手拇指末节桡侧，距指甲角0.1寸，左右各1穴。

合谷
在手背，第1、第2掌骨间，当第2掌骨桡侧的中点处，左右各1穴。

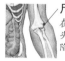

尺泽
在肘部横纹上，肱二头肌腱的桡侧缘凹陷中，左右各1穴。

关冲
在手环指（无名指）末节尺侧，指甲角旁0.1寸，左右各1穴。

1. 以针刺手太阴、手足阳明经穴为主。

2. 针刺少商，用泻法，可以点刺放血。

3. 针刺合谷，用泻法。

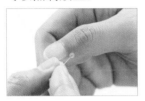

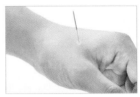

4. 针刺尺泽，用泻法。

5. 针刺关冲，用泻法。

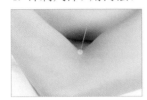

》虚证

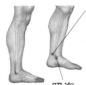

太溪
在足部，内踝尖与跟腱之间的凹陷处，左右各1穴。

照海
在内踝尖下1寸，内踝下缘边际凹陷中，左右各1穴。

鱼际
在手上，拇指下方，第1掌骨中点桡侧，赤白肉际处，左右各1穴。

1. 以足少阴经穴为主。

2. 针刺太溪、照海，用补法。

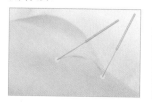

3. 针刺鱼际，用泻法。

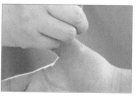

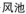

【辨证加减】

大椎

在颈部，后正中线上，第7颈椎棘突下凹陷中。

风池

在项部，当枕骨之下，与风府相平，胸锁乳突肌与斜方肌上端之间的凹陷处，左右各1穴。

内庭

在足背，第2、3间缝纹端，左右各1穴。

鱼际

在手上，拇指下方，第1掌骨中点桡侧，赤白肉际处，左右各1穴。

三阴交

在小腿内侧，内踝尖直上3寸，胫骨内侧面后缘，左右各1穴。

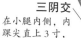

复溜

在足部，太溪上2寸，当跟腱的前缘，左右各1穴。

阴虚内热

加针刺三阴交、复溜。

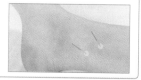

外感风热

1. 加针刺风池。

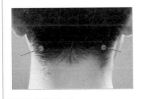

2. 加针刺大椎。

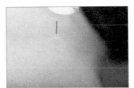

肺胃实热

1. 加针刺内庭。

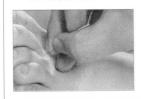

2. 加针刺鱼际。

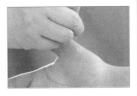

【医师提示】

①针刺治疗咽喉肿痛效果好。如扁桃体周围脓肿，不能进食者应予补液，如已成脓则转外科处理。

②戒烟酒以及酸辣等刺激性食物。

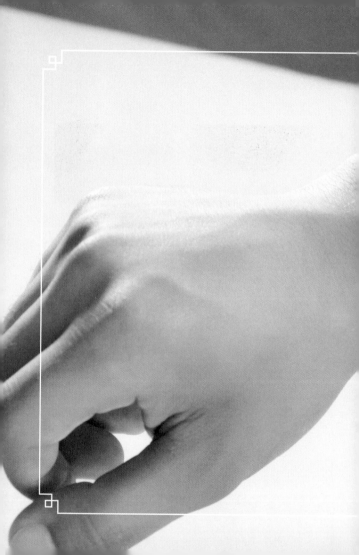

第七章

美容瘦身针灸

衰老

【概述】

　　人体衰老是一系列生理、病理过程综合作用的结果。随着年龄增长，机体的免疫功能逐渐低下，衰老随之出现。中医学认为，肾气亏虚、肾精不固是导致衰老的根本原因。随着肾气的衰退，五脏六腑、经络气血的功能也日渐衰退，阴阳失去平衡，衰老随之产生。

功效　补肾填精，调理气血，益养脏腑，抗老防衰。

【步骤】

足三里
在小腿前外侧，犊鼻下3寸，胫骨前缘外一横指处（中指），左右各1穴。

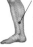

三阴交
在小腿内侧，内踝尖直上3寸，胫骨内侧面后缘，左右各1穴。

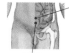

气海
在下腹部，前正中线上，脐下1.5寸。

关元
在下腹部，前正中线上，脐下3寸。

百会
在头顶，当前发际正中直上5寸，后发际正中直上7寸。

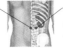

命门

在腰部，后正中线上，第2腰椎棘突下凹陷中。

肾俞

在腰部，当第2腰椎棘突下，旁开1.5寸，左右各1穴。

1. 针刺足三里。

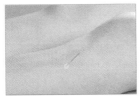

2. 针刺三阴交。

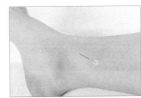

3. 针刺气海、关元。

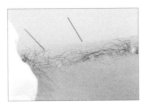

4. 针刺肾俞、命门，可用"烧山火"补法，或施以多种灸法。

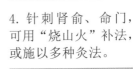

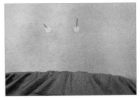

5. 针刺百会。

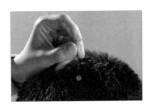

【辨证加减】

肺俞

在背部，当第3胸椎棘突下，旁开1.5寸，左右各1穴。

心俞

在背部，当第5胸椎棘突下，旁开1.5寸，左右各1穴。

脾俞

在背部，当第11胸椎棘突下，旁开1.5寸，左右各1穴。

肝俞

在背部，当第9胸椎棘突下，旁开1.5寸，左右各1穴。

胃俞

在背部，当第12胸椎棘突下，旁开1.5寸，左右各1穴。

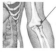

尺泽

在肘部横纹上，肱二头肌腱的桡侧缘凹陷中，左右各1穴。

太溪

在足部，内踝尖与跟腱之间的凹陷处，左右各1穴。

心肺气虚

1. 加针刺心俞。

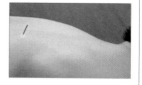

238

2. 加针刺尺泽。

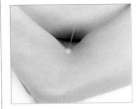

3. 加针刺肺俞。

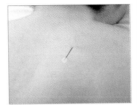

脾气虚弱

加针刺胃俞、脾俞。

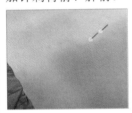

肝肾不足

1. 加针刺肝俞。

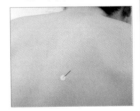

2. 加针刺太溪。

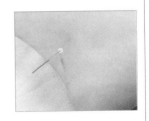

①针灸有较好的抗老防衰疗效，尤以灸法应用最多，但应持之以恒。

②除了针灸疗法之外，还应结合按摩、气功、运动、娱乐、饮食等多种养生保健方法进行治疗。

③保持心情愉快，精神乐观，配合运动效果更佳。

④保持充足睡眠，最好每晚 11 点前上床睡觉。千万不能过度操劳，使身体保持健康活力。

⑤保持良好的饮食习惯：多吃蔬菜和水果，少吃脂肪、糖类和辛辣等刺激性食物。

肥胖症

【概述】

　　人体脂肪积聚过多，体重超过标准体重的20％以上时即称为肥胖症。肥胖症分为单纯性和继发性两类，前者不伴有明显神经或内分泌系统功能变化，临床上最为常见；后者常继发于神经、内分泌和代谢疾病，或与遗传、药物有关。针灸减肥，以治疗单纯性肥胖为主。

功效　祛湿化痰，通经活络。

【步骤】

曲池
在肘横纹外侧端，屈肘，当尺泽与肱骨外上髁连线中点，左右各1穴。

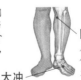

扫一扫 看视频

阴陵泉
在小腿内侧，胫骨内侧髁下方凹陷处，左右各1穴。

太冲
在足背，第1、2跖骨结合部之前方凹陷中，左右各1穴。

天枢
在腹部，脐中旁开2寸，左右各1穴。

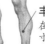

丰隆
在小腿外侧，外踝尖上8寸，条口外1寸，胫骨前缘外两横指处，左右各1穴。

241

1. 针刺曲池，用泻法，留针 20 分钟。

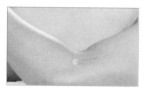

2. 针刺天枢，用泻法，留针 20 分钟。

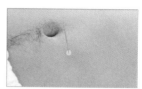

3. 针刺阴陵泉，用泻法，留针 20 分钟。

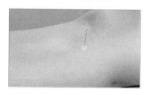

4. 针刺丰隆，用泻法，留针 20 分钟。

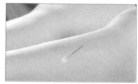

5. 针刺太冲，用泻法，留针 20 分钟。

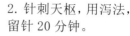

针后

针后按摩腹部，顺时针按摩为主。

【针灸注意】

嘱患者适当控制饮食。可配合电针及耳针治疗。

【辨证加减】

足三里

在小腿前外侧，犊鼻下3寸，胫骨前缘外一横指处（中指），左右各1穴。

上巨虚

在小腿外侧，犊鼻下6寸，足三里下3寸，左右各1穴。

内庭

在足背，第2、3趾间缝纹端，左右各1穴。

下脘

在上腹部，前正中线上，脐上2寸。

归来

脐下4寸，前正中线旁开2寸，左右各1穴。

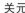

关元

在下腹部，前正中线上，脐下3寸。

中极

在下腹部，前正中线上，脐下4寸。

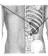

脾俞

在背部，当第11胸椎棘突下，旁开1.5寸，左右各1穴。

肾俞

在腰部，当第2腰椎棘突下，旁开1.5寸，左右各1穴。

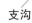

支沟

在前臂背侧，当阳池与肘尖的连线上，腕背横纹上3寸，左右各1穴。

胃肠积热

1. 加针刺上巨虚。

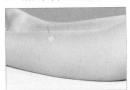

2. 加针刺内庭。

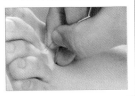

脾胃虚弱

1. 加针刺脾俞。

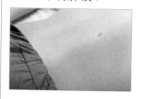

2. 加针刺足三里。

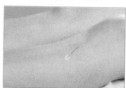

肾阳亏虚

1. 加针刺肾俞。

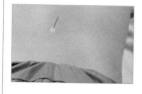

2. 加针刺关元。

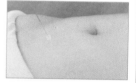

便秘

加针刺支沟。

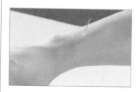

腹部肥胖

加针刺归来、下脘、中极。

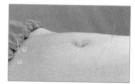

黄褐斑

【概述】

　　黄褐斑是以发生在面部的呈对称性分布的褐色色素斑为主要特征的一种病证，常出现在女性怀孕、分娩前后。中医认为黄褐斑主要是肾阴不足，肾水不能上承，或肝郁气结，肝失条达，郁久化热，灼伤阴血，致使颜面气血失和而致。

功效　　调和气血，化瘀消斑。

【步骤】

针中

颧髎
在面部，目外眦直下，颧骨下缘凹陷处，左右各1穴。

合谷
在手背，第1、第2掌骨间，当第2掌骨桡侧的中点处，左右各1穴。

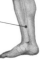

三阴交
在小腿内侧，内踝尖直上3寸，胫骨内侧面后缘，左右各1穴。

1. 局部选取斑变区针刺阿是穴，颧髎用毫针围刺。

2. 针刺合谷，留针 20 分钟。

3. 针刺三阴交，留针 20 分钟。

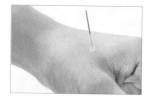

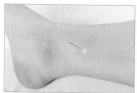

针后

局部热敷，促进血液循环。

【针灸注意】

防止皮肤感染，注意局部消毒。

【辨证加减】

阴陵泉

在小腿内侧，胫骨内侧髁下方凹陷处，左右各 1 穴。

足三里

在小腿前外侧，犊鼻下 3 寸，胫骨前缘外一横指处（中指），左右各 1 穴。

太冲

在足背，第 1、2 跖骨结合部之前方凹陷中，左右各 1 穴。

血海

屈膝，在髌骨内上缘上2寸，当股四头肌内侧头的隆起处，左右各1穴。

太溪

在足部，内踝尖与跟腱之间的凹陷处，左右各1穴。

脾俞

在背部，当第11胸椎棘突下，旁开1.5寸，左右各1穴。

肝俞

在背部，当第9胸椎棘突下，旁开1.5寸，左右各1穴。

肾俞

在腰部，当第2腰椎棘突下，旁开1.5寸，左右各1穴。

气滞血瘀

1. 加针刺太冲。

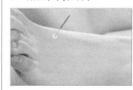

2. 加针刺血海。

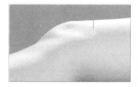

肝肾阴虚

1. 加针刺肝俞、肾俞。

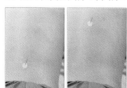

2. 加针刺太溪。

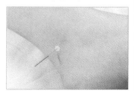

脾虚湿困

1. 加针刺脾俞。

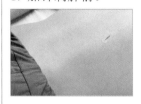

2. 加针刺足三里。

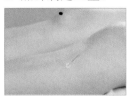

3. 加针刺阴陵泉。

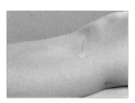

【医师提示】

　　①针灸治疗黄褐斑有一定的疗效，但疗程较长。在治疗期间，应尽量避免日光照射。

　　②黄褐斑的发生可受多种因素影响，要积极治疗原发病。因服用某些药物或使用化妆品引起的，要停用相关药物和化妆品。